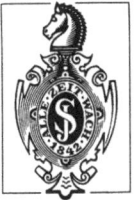

# Arrhythmie-Kompendium III

Fragen – Antworten

Zusammengestellt
und bearbeitet von F. Sesto

Mit 15 Abbildungen

Springer-Verlag
Berlin Heidelberg New York Tokyo 1985

Dr. med. Fred Sesto
Otto-Beck-Straße 14
D-6800 Mannheim 1

CIP-Kurztitelaufnahme der Deutschen Bibliothek. *Sesto, Fred:* Arrhythmie-Kompendium :
Fragen - Antworten / zsgest. u. bearb. von F. Sesto. -
Berlin; Heidelberg; New York; Tokyo: Springer 3 (1985).
ISBN-13: 978-3-540-15850-9    e-ISBN-13: 978-3-642-70758-2
DOI: 10.1007/978-3-642-70758-2

Das Werk ist urheberrechtlich geschützt. Die dadurch begründeten Rechte, insbesondere die der
Übersetzung, des Nachdruckes, der Entnahme von Abbildungen, der Funksendung, der Wiedergabe auf photomechanischem oder ähnlichem Wege und der Speicherung in Datenverarbeitungsanla-
gen bleiben, auch bei nur auszugsweiser Verwertung, vorbehalten. Die Vergütungsansprüche des
§ 54, Abs. 2 UrhG werden durch die „Verwertungsgesellschaft Wort", München, wahrgenommen.

© by Springer-Verlag Berlin Heidelberg 1985

Die Wiedergabe von Gebrauchsnamen, Handelsnamen, Warenbezeichnungen usw. in diesem Werk
berechtigt auch ohne besondere Kennzeichnung nicht zu der Annahme, daß solche Namen im
Sinne der Warenzeichen- und Markenschutz-Gesetzgebung als frei zu betrachten wären und daher
von jedermann benutzt werden dürften.

Produkthaftung: Für Angaben über Dosierungsanweisungen und Applikationsformen kann vom
Verlag keine Gewähr übernommen werden. Derartige Angaben müssen vom jeweiligen Anwender
im Einzelfall anhand anderer Literaturstellen auf ihre Richtigkeit überprüft werden.

Satz-,: Appl, Wemding
2119/3140-543210

# Zum Geleit

Rhythmusstörungen bei koronarer Herzkrankheit zählen zu einer der häufigsten Todesursachen in den Industrieländern. Rund 75% der kardialen Todesfälle erfolgen innerhalb von 24 h nach Auftreten der ersten Symptome. Innerhalb der ersten 25 min sterben 76% der Patienten. Bei 65% der akut verstorbenen Patienten war bis zum Zeitpunkt des Todes keine kardiale Erkrankung bekannt, obwohl 40% der Patienten etwa 4 Wochen vor dem Tod noch den Arzt aufgesucht haben. Das bedeutet, daß bei einer größeren Zahl von Patienten der akute Herztod - nicht wie früher angenommen - durch einen akuten Myokardinfarkt mit konsekutivem Auftreten von schweren Arrhythmien auftritt, sondern durch eine primäre Rhythmusstörung, meist Kammerflimmern, seltener Asystolie, ausgelöst wird. Daher ist eine intensive Zusammenarbeit niedergelassener Ärzte mit kardiologischen Zentren erforderlich, denn nur auf diesem Wege ist eine für den Patienten sinnvolle und erfolgreiche Erkennung und Behandlung bedrohlicher Rhythmusstörungen gewährleistet [50].

# Verzeichnis der Fragen

1. Welche Fasertypen des Myokards können aufgrund ihrer elektrophysiologischen Eigenschaften differenziert werden? *1*

2. Welche neuen, für die Klinik wichtigen Begriffe ergab die His-Bündel-Elektrographie (HBE)? *2*

3. Was versteht man unter der Sinusknotenerholungszeit, und welche Bedeutung fällt ihr zu? *3*

4. Bestehen Unterschiede zwischen den Refraktärzeiten (RFZ) der klassischen Elektrophysiologie und der durch die His-Bündel-Elektrographie (HBE) ermittelten klinischen RFZ? *4*

5. In welchen Myokardstrukturen werden die Refraktärzeiten gemessen, und welche klinische Bedeutung fällt ihnen zu? *6*

6. Was versteht man unter einem Lückenphänomen? *7*

7. Welche Voraussetzungen müssen für das Entstehen eines Lückenphänomens vorliegen? *8*

8. Was versteht man unter Erregungskreisen, und welche Voraussetzungen sind für ihr Auftreten gegeben? *9*

9. Was versteht man unter einem Echophänomen? *10*

10. Was versteht man unter einer verborgenen Leitung? *11*

11. Welche Erregungsprozesse führen am häufigsten zum plötzlichen Herztod? *13*

12. Neben der spontanen diastolischen Reizschwelle spricht man auch von der Flimmerschwelle. Was ist darunter zu verstehen, und welche Bedeutung hat die Flimmerschwelle? *15*

13. Wird Kammerflimmern vorwiegend durch abnorm gesteigerte ektopische Automatie oder durch kreisende Erregungen ausgelöst? *16*

14. Liegen z. Z. neuere, aussagekräftige Studien über die Art von Rhythmusstörungen vor, die kurz vor dem Auftreten von Kammerflimmern registriert werden konnten? *17*

15. Welche Herzerkrankungen, die zum plötzlichen Tod führten, konnten in der vorausgehend aufgeführten Studie (Frage 14) am häufigsten festgestellt werden? *18*

16. Was versteht man unter schnellen und langsamen Erregungsformen, und welche klinische Bedeutung fällt ihnen zu? *19*

17. Was ist unter der Bezeichnung „Morbus Lenègre" zu verstehen? *21*

18. Was versteht man unter einem ektopen Fokus, und welche Gegebenheiten bilden seine Grundlage? *22*

19. Welche Formen paroxysmaler Tachykardien können nach klinischen Gesichtspunkten unterschieden werden? *23*

20. Können die supraventrikulären Tachykardien nach elektrophysiologischen Gesichtspunkten klassifiziert werden? *26*

21. Welche elektrophysiologischen Mechanismen charakterisieren die einzelnen Formen supraventrikulärer Tachykardien? *27*

22. Welche *klinischen* Merkmale können in der Praxis zur Unterscheidung der supraventrikulären Tachykardien nach elektrophysiologischen Kriterien verwendet werden? *32*

23. Was ist unter einer getriggerten Automatie zu verstehen? *34*

24. Welche Bedeutung hat das Mahaim-Bündel als zusätzliche Leitungsbahn bei der Entstehung einer Reentrytachykardie, und wie kann diese vom WPW-Syndrom unterschieden werden? *35*

25. Was versteht man unter dem LGL-Syndrom, und welche EKG-Merkmale weist es auf? *36*

26. Ist beim LGL-Syndrom auch eine akzessorische Leitungsbahn vorhanden? *37*

27. Welche Faktoren begünstigen gewöhnlich die Entstehung von Arrhythmien infolge von Reentrymechanismus? *39*

28. Was versteht man unter dem Phänomen einer „Bigeminieregel"? *40*

29. Was ist unter einer Störung der Erregungsleitung vom Wenckebach-Typ zu verstehen? *41*

30. Was weiß man über den Entstehungsmechanismus der Wenckebach-Periodik? *42*

31. Wie wird die Wenckebach-Periodik aufrechterhalten? *43*

32. Was sind die entscheidenden diagnostischen Kriterien für eine Leitungsstörung vom Wenckebach-Typ? *55*

33. Was versteht man unter einem Wenckebach-Punkt, und welche Bedeutung fällt ihm zu? *47*

34. Nach welchen klinischen Gesichtspunkten können Extrasystolen (ES) klassifiziert werden? *48*

35. Wie sind die Extrasystolen (ES) nach ihrer klinischen Bedeutung zu bewerten? *50*

36. Können Extrasystolen (ES) nach ihrer pathologischen Wertigkeit klassifiziert werden? *51*

37. Wie ist die prognostische Beurteilung von Extrasystolen (ES)? *52*

38. Wie ist das diagnostische Vorgehen, um bei Patienten mit ventrikulären Extrasystolen (ES) eine organische Myokarderkrankung zu sichern und ihr Ausmaß abzuschätzen? *54*

39. Nach welchen Kriterien können Risikopatienten mit potentiell lebensbedrohlichen Rhythmusstörungen identifiziert werden? *55*

40. Welche elektrokardiographischen Kriterien sind bei Risikopatienten besonders wichtig? *56*

41. Welcher Unterschied besteht zwischen der Klassifikation ventrikulärer Extrasystolen (ES) von Lown und der von Bethge? *57*

42. In mehreren Publikationen wird darauf hingewiesen, daß ventrikuläre Arrhythmien bei gesunden erwachsenen Personen im Langzeit-EKG beobachtet wurden. Konnten dabei quantitative und qualitative Unterschiede gegenüber den ventrikulären Arrhythmien bei Herzpatienten festgestellt werden? *58*

43. Was versteht man unter Herzrasen bzw. Herzjagen? *60*

44. Was versteht man unter einem physiologischen Schrittmacher? *62*

45. Wann wird die physiologische Schrittmachertherapie angewendet? *63*

46. Welche konkreten Vorteile hat der physiologische Schrittmacher? *64*

47. Ist die T-Negativierung ein zuverlässiges EKG-Merkmal für eine Digitalisintoxikation? *66*

48. Werden Rhythmusstörungen bei Diabetikern infolge einer Mikroangiopathie häufiger beobachtet, und welche Besonderheiten weisen sie auf? *67*

49. Welche hämodynamischen Folgen kann eine Tachykardie auslösen? *68*

50. Welche hämodynamische Bedeutung fällt der Vorhofsystole zu? *69*

51. Häufig liest und hört man, supraventrikuläre Rhythmusstörungen seien selten behandlungsbedürftig. Ist diese Ansicht auch heute noch aufrechtzuerhalten? *70*

52. Unter den bedrohlichen ventrikulären Tachykardien wird die Spitzenumkehrtachykardie („torsades de pointes") als eine besondere Form herausgestellt. Ist ihr elektrophysiologischer Entstehungsmechanismus bekannt? *72*

53. Sind die der Spitzenumkehrtachykardie zugrundeliegenden Ursachen bekannt? *73*

54. Welches sind Genese, Art, Häufigkeit und Prognose von Rhythmusstörungen bei Mitralklappenprolapssyndrom (MPS)? *75*

55. Was versteht man unter Pararrhythmien? *76*

56. Kann man eine Herzrhythmusstörung überhaupt ohne EKG-Gerät diagnostizieren? *77*

57. Wie groß ist die Chance, eine Rhythmusstörung im Ruhe-EKG zu erfassen? *78*

58. Wie ist der Begriff des „plötzlichen Herztodes" zu definieren? *79*

59. Wie hoch wird die Zahl der durch den „plötzlichen Herztod" Verstorbener geschätzt? *80*

60. Welche Rhythmusstörungen kann man konkret als Warnarrhythmien bezeichnen, und welche prognostische Bedeutung haben sie? *81*

Literatur *83*

## Frage 1
## Welche Fasertypen des Myokards können aufgrund ihrer elektrophysiologischen Eigenschaften differenziert werden?

Folgende Fasertypen kann man nach Antoni [3] elektrophysiologisch unterscheiden:

- Sinusknoten;
- perinodale Fasern;
- gewöhnliches Vorhofmyokard;
- AV-Knoten: atrionodale Region, nodale Region, Nodal-His-Region;
- His-Bündel;
- Tawara-Schenkel rechts, links;
- Purkinje-Fasern: proximal, distal, Übergangsregion;
- Ventrikelmyokard: Basisregion, Spitzenregion, Innenschicht, Außenschicht.

## Frage 2
Welche neuen, für die Klinik wichtigen Begriffe ergab die His-Bündel-Elektrographie (HBE)?

Die HBE ergab zahlreiche neue Begriffe, die zum besseren Verständnis der elektrophysiologischen Vorgänge im Myokard beitrugen und zum Bestandteil der modernen Rhythmologie wurden [32]. Zu den neueren Begriffen für die Klinik zählen:

- Sinusknotenerholungszeit,
- klinische Refraktärzeiten,
- Lückenphänomen,
- Erregungskreise,
- Echophänomen,
- verborgene Erregungsleitung.

**Frage 3**
Was versteht man unter der Sinusknotenerholungszeit, und welche Bedeutung fällt ihr zu?

Die Sinusknotenerholungszeit (SKEZ) ist definiert als das Intervall zwischen der letzten Vorhofaktion und der nachfolgenden Sinusknotenaktion. Die Bestimmung der SKEZ erfolgt durch hochfrequente Vorhofstimulation (60–140/min) und beruht auf der Beobachtung, daß die spontane Sinusknotenautomatie durch hochfrequente Stimulation des Vorhofs, möglichst in Sinusknotennähe unterdrückt werden kann („overdrive suppression").

Da die SKEZ auch von der spontanen Herzfrequenz abhängig ist, bezieht man die SKEZ auf die spontane Periodendauer des Sinusknotens. Diese frequenzkorrigierte SKEZ wird ermittelt, indem die der Stimulation vorausgehende spontane Periodendauer von der SKEZ subtrahiert wird.

Die SKEZ beträgt bei Gesunden ca. 1000 ms, die korrigierte SKEZ ca. $260 \pm 90$ ms.

Die Bedeutung der korrigierten SKEZ dient zur Diagnose diverser Rhythmusstörungen infolge einer Störung der Sinusknotenfunktion [27, 32, 64, 70].

**Frage 4**
Bestehen Unterschiede zwischen den Refraktärzeiten (RFZ) der klassischen Elektrophysiologie und der durch die His-Bündel-Elektrographie (HBE) ermittelten klinischen RFZ?

Die Bezeichnung der mittels HBE bestimmten verschiedenen klinischen RFZ in den einzelnen Anteilen des menschlichen Reizleitungssystems (RLS) ist nicht einheitlich und stimmt mit den Bezeichnungen der an Einzelmuskelfasern ermittelten Werte der klassischen Elektrophysiologie nicht ganz überein [18, 89]. Folgende Definitionen werden i. allg. verwendet:

*Effektive Refraktärzeit (ERZ)*
Die ERZ ist das längste Intervall zwischen 2 Impulsen, bei dem der vorzeitige Impuls keine Erregung mehr auslöst. Diese ERZ entspricht der absoluten RFZ des Aktionspotentials der Einzelmuskelfaser in der Elektrophysiologie.

*Relative Refraktärzeit (RRZ)*
Die RRZ ist definiert als das längste Intervall zwischen Grundrhythmus und vorzeitigem Impuls, bei dem die Leitungszeit der vorausgehenden Erregung gerade noch gegenüber dem Grundrhythmus verlängert ist. Sie stimmt mit dem Begriff der RRZ des Aktionspotentials nicht überein.

*Funktionelle Refraktärzeit (FRZ)*
Als FRZ wird das kürzeste Intervall zwischen 2 Impulsen bezeichnet, bei dem die vorzeitige Depolarisation noch geleitet wird und zu einer abgreifbaren Erregung distaler Abschnitte des RLS führt.

Die einzelnen RFZ des AV-Leitungssystems sind frequenzabhängig und weisen in einzelnen Abschnitten unterschiedliche Veränderungen auf [89]. Durch Steigerung der Grundfrequenz wurden die ERZ und FRZ des Vorhofs verkürzt, während die ERZ des AV-Knotens verlängert wird. Im His-Purkinje-System werden die ERZ und FRZ verkürzt, im Ventrikelmyokard die ERZ verlängert [32].

## Frage 5
In welchen Myokardstrukturen werden die Refraktärzeiten gemessen, und welche klinische Bedeutung fällt ihnen zu?

Die Refraktärzeiten werden durch programmierte atriale Einzelstimulation bestimmt. Zu unterscheiden sind die RFZ des Vorhofs, AV-Knotens, His-Purkinje-Systems und des Ventrikelmyokards. Neueren Datums sind Beobachtungen, daß auch die Erregungswellen am Übergang von den Purkinje-Fasern auf das Ventrikelmyokard eine Refraktärzeit aufweisen. Die Bestimmung der Refraktärzeiten ermöglicht zum einen, einzelne Störungen der Erregungsleitung zu deuten, und zum anderen, die Beeinflussung des Erregungsleitungssystems durch verschiedene Antiarrhythmika zu klären sowie ihre elektrophysiologischen Eigenschaften bzw. Wirkungsweise zu erkennen [89].

**Frage 6**
Was versteht man unter einem Lückenphänomen?

Das Lückenphänomen kann in der atrioventrikulären und intraventrikulären Leitung bei vorzeitig gekoppelter Vorhofstimulation beobachtet werden. Bei einem bestimmten Kopplungsintervall kommt es zur Blockierung des vorzeitig ausgelösten Impulses oder zum Auftreten eines Schenkelblocks. Bei weiterer Verkürzung des Kopplungsintervalls wird der Impuls paradoxerweise wieder übergeleitet. Daher spricht man von einer Lücke in der atrioventrikulären bzw. intraventrikulären Leitung, wobei es sich um ein Zeitintervall handelt, in dem kein Impuls weitergeleitet werden kann.

Das Lückenphänomen wurde erstmals im Tierversuch von Moe et al. [68] und beim Menschen von Durrer [25] beobachtet und beschrieben.

## Frage 7
Welche Voraussetzungen müssen für das Entstehen eines Lückenphänomens vorliegen?

Für das Auftreten eines Lückenphänomens müssen folgende Bedingungen in 2 aufeinanderfolgenden Abschnitten des atrioventrikulären Leitungssystems erfüllt sein:

1) Die maximale effektive Refraktärzeit in einem distalen Abschnitt des Leitungssystems muß länger als die funktionelle Refraktärzeit des proximal gelegenen Abschnitts sein. Diese Voraussetzung führt zu einer Blockierung im distalen Abschnitt.
2) Bei weiterer Verlängerung des Kopplungsintervalls muß die Erregungsleitung proximal so weit verzögert sein, daß die Erregung den distalen Abschnitt erst dann erreicht, wenn dessen effektive Refraktärzeit überschritten ist und somit wieder eine Erregungsleitung in diesem Bereich möglich ist.

Das Lückenphänomen kann in allen Abschnitten des Erregungsleitungssystems auftreten [32].

**Frage 8**
Was versteht man unter Erregungskreisen, und welche Voraussetzungen sind für ihr Auftreten gegeben?

Von der aktiven Monoektopie (Einzelektopie), einer Gruppe vorzeitiger Impulse oder einer Tachykardie müssen Erregungskreise unterschieden werden, die mit dem Reentrymechanismus identisch sind (vgl. Arrhythmie-Kompendium II, S. 16–26). Für die Entstehung eines Erregungskreises müssen 2 Voraussetzungen vorliegen:

1) es müssen 2 verschiedene, schnell leitende Bahnen benutzt werden können,
2) die Leitungsbahnen müssen in beiden Laufrichtungen benutzt werden können.

Durch Erregungskreise können sowohl Extrasystolien als auch Tachykardien einschließlich der paroxysmalen Formen ausgelöst werden [29, 32].

## Frage 9
## Was versteht man unter einem Echophänomen?

Unter einem Echophänomen versteht man eine spezielle Form der kreisenden Erregung, dargestellt durch das Vorkommen von Echo- und Umkehrsystolen. Dieses Phänomen kann beim Auftreten einer supraventrikulären Extrasystolie oder einer supra- oder ventrikulären Extrasystole beobachtet werden. Dabei wird die Erregung eines sekundären oder tertiären Erregungsbildungszentrums einmal anterograd geleitet und löst eine Kammerdepolarisation aus, oder es erfolgt eine retrograde Leitung zum Vorhof, erkennbar an einer negativen P-Welle im EKG mit nachfolgender erneuter anterograder Erregung der Ventrikel [32] (Abb. 1).

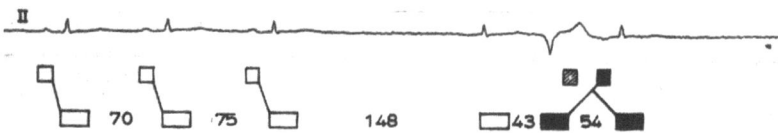

**Abb. 1.** Echosystole. Nach 3 normalen Sinusaktionen tritt nach 1,48 s ein SA-Block mit supraventrikulärem Zusatzschlag auf. Nach 0,43 s fällt eine ventrikuläre Extrasystole ein, in deren ST-Strecke eine positive P-Welle erkennbar ist. Der ventrikulären Extrasystole folgt eine negative P-Welle, und 0,15 s danach folgt die Kammererregung. Angenommen wird folgender Ablauf der Erregung: Die Erregungswelle der ventrikulären Extrasystole verläuft retrograd zum Vorhof und erneut anterograd zur Kammer. Die Zahlen geben die Intervalle der Kammererregungen an. (Nach Hager u. Bischoff 1979 [32])

**Frage 10**
Was versteht man unter einer verborgenen Leitung?

Das Phänomen der verborgenen Leitung wurde erstmals von Engelmann [26] und Hoffmann et al. [42] im Tierversuch und im Rahmen klinischer Untersuchungen von Langendorf u. Pick [53] beschrieben.

Bei einer gestörten Erregungsleitung dringt die Erregungswelle nur in einen Teil der Leitungsbahn ein und erlischt im Leitungssystem. Wenngleich die Erregungswelle bei anterograder Leitung keine ventrikuläre und bei retrograder Leitung keine atriale Depolarisation auslöst, beeinflußt sie trotzdem die nachfolgende Erregung, indem sie eine neue Refraktärphase induziert oder die Entstehung einer neuen Erregung in einem niedrigeren Schrittmacherzentrum auslöst. Demnach ist eine verborgene Leitung nur indirekt, d. h. durch ihren Einfluß auf die nachfolgende Erregungsleitung zu erkennen. Ein typisches Beispiel für eine anterograde verborgene Leitung ist die wechselnde atrioventrikuläre Überleitung beim Vorhofflimmern. Für eine

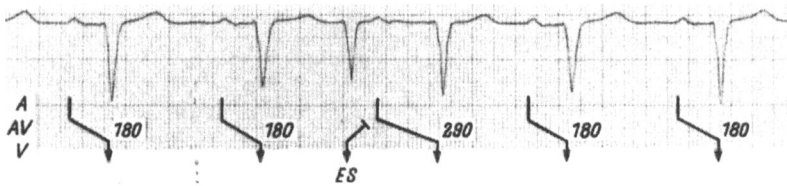

**Abb. 2.** Verborgene Leitung. Die normale Überleitungszeit beträgt 180 ms. Nach Einfall einer supraventrikulären Extrasystole *(ES)* verlängert sich die AV-Überleitung als Folge einer verborgenen retrograden Leitung auf 290 ms. *A* Vorhof, *V* Ventrikel, *AV* atrioventrikuläre Überleitungszeit in 1/100 s. (Nach Hager u. Bischoff 1979 [32])

retrograde verborgene Leitung ist ein typisches Beispiel, daß bei einer interponierten supra- oder ventrikulären Extrasystole das nachfolgende PR-Intervall verlängert ist (Abb. 2).

Am häufigsten werden verborgene Leitungen („concealed conduction") in antero- oder retrograder Richtung im Abschnitt des atrioventrikulären Überleitungssystems beobachtet [32].

**Frage 11**
Welche Erregungsprozesse führen am häufigsten zum plötzlichen Herztod?

Beim plötzlichen Herztod lassen sich 2 Grundformen von Erregungsprozessen unterscheiden (s. Abb. 3):

1) eine hypodynamische Form mit stark reduzierter elektrischer Aktivität bis zur Asystolie der Kammern,
2) eine hyperdyname Form, bei der die Förderleistung einer überstürzten elektrischen Aktivität versagt. Typisches Beispiel: das Kammerflimmern.

Beide Grundformen des bioelektrischen Herzversagens sind keine ätiologischen Einheiten. Bei beiden Formen kommen als Ursache sowohl Störungen der Erregungsbildung als auch Erregungsleitung in Betracht. In der Regel führt erst eine Kombina-

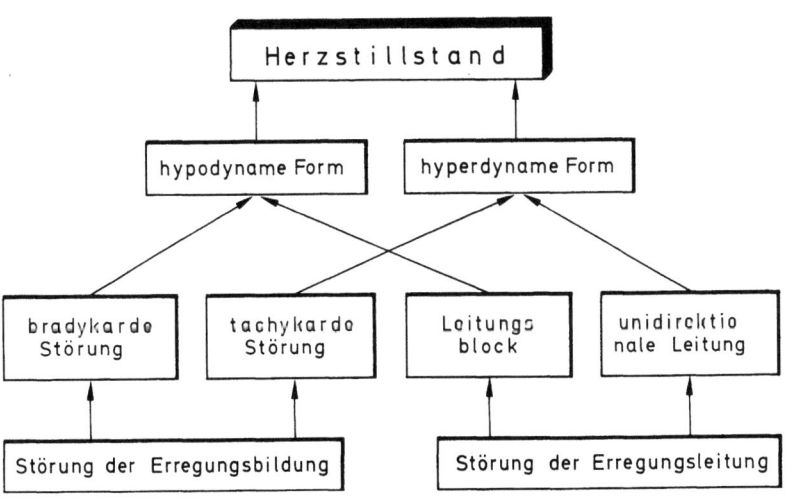

**Abb. 3.** Erregungsprozesse, die zum plötzlichen Herztod führen

tion der beiden Erregungsformen zur letalen Entgleisung, d. h. bei einem AV-Block III Gr. (Störung der Erregungsleitung) entsteht die Gefahr einer Kammerasystolie, wenn auch die tertiären Zentren der Erregungsbildung gehemmt sind, so daß kein Ersatzrhythmus auftreten kann.

Umgekehrt führen Störungen der Erregungsbildung zum Auftreten gehäufter Extrasystolen, wobei, wenn schon Erregungsleitungsstörungen vorliegen, die Gefahr zur Auslösung von Kammerflimmern gegeben ist (s. auch Antwort zur Frage 12).

Nach übereinstimmender Ansicht tritt der plötzliche Herztod häufiger durch Kammerflimmern als durch einen primären (asystolischen) Herzstillstand ein. Dies mag auch z. T. damit zusammenhängen, daß eine Asystolie verhältnismäßig leicht in Flimmern umschlägt, während der Übergang von Kammerflimmern in eine Asystolie meist als terminales Stadium des Kammerflimmerns anzusehen ist [3a].

**Frage 12**
Neben der spontanen diastolischen Reizschwelle spricht man auch von der Flimmerschwelle. Was ist darunter zu verstehen, und welche Bedeutung hat die Flimmerschwelle?

Die Flimmerschwelle ist ein Parameter für die Flimmerbereitschaft des Myokards. Man versteht darunter die Stromstärke, die unter den gegebenen Bedingungen gerade noch ausreicht, um Flimmern auszulösen [4, 34]. Experimentell kann man durch Messungen der Flimmerschwelle das Ausmaß der elektrischen Inhomogenität des Myokards in der Repolarisationsphase bestimmen ([4]; Meesmann et al. 1976, zit. nach [3]).

Durch das Einfallen einer einzigen Extrasystole während der Erregungsrückbildung kann die Flimmerschwelle gesenkt und damit die myokardiale Flimmerbereitschaft erhöht werden. Je nach Ausgangspunkt und Vorzeitigkeit der Extrasystole, kann die Flimmerschwelle um mehr als 30% sinken [4]. Bei rasch aufeinanderfolgenden Extrasystolen kann die Flimmerschwelle schnell auf das Niveau der diastolischen Reizschwelle sinken und dadurch die Flimmerbereitschaft dermaßen erhöhen, daß die Extrasystolie in Kammerflimmern übergehen kann [3, 4].

**Frage 13**
Wird Kammerflimmern vorwiegend durch abnorm gesteigerte ektopische Automatie oder durch kreisende Erregungen ausgelöst?

Der alte Streit darüber, ob Kammerflimmern auf abnorm gesteigerte heterotope Automatie oder Reentrymechanismen zurückzuführen ist, endete mit einem Kompromiß: eine abnorm gesteigerte ektope Automatie erhöht das Flimmerrisiko und spielt eine wichtige Rolle bei der Auslösung von Kammerflimmern. Für seine Fortdauer indessen sind in der Regel Wiedereintrittsmechanismen mit kreisender Erregung verantwortlich [3].

Entscheidende Voraussetzung für das Auftreten von Kammerflimmern sind neben elektrophysiologischen Abnormitäten gleichzeitig vorliegende Myokarderkrankungen.

**Frage 14**
Liegen z. Z. neuere, aussagekräftige Studien
über die Art von Rhythmusstörungen vor,
die kurz vor dem Auftreten von Kammerflimmern
registriert werden konnten?

Als aussagekräftig gilt z. Z. die Studie von Pratt et al. [77], in der über 15 Patienten berichtet wird, von denen über einen Zeitraum von 45 Monaten 16 500 Langzeit-EKGs registriert wurden. Dieser einzigartigen Studie kann entnommen werden, daß dem Kammerflimmern regelmäßig schnelle (durchschnittlich 241/min) und ungewöhnlich lang anhaltende (durchschnittlich 560 Schläge) Kammertachykardien vom Gallavardin-Typ vorausgehen.

In allen Fällen wurde eine Periode elektrischer Instabilität mit gehäuften ventrikulären Extrasystolen vor dem Auftreten der Kammertachykardien registriert. Überraschenderweise konnten nur zweimal vorausgehend ventrikuläre Extrasystolen mit R-auf-T-Phänomen beobachtet werden. In 3 Fällen wurde eine QT-Verlängerung registriert, die bei 2 Patienten durch Chinidin induziert war. Änderungen der ST-Strecke wurden nicht beobachtet [77].

**Frage 15**
Welche Herzerkrankungen, die zum plötzlichen Tod führten, konnten in der vorausgehend aufgeführten Studie (Frage 14) am häufigsten festgestellt werden?

Die am häufigsten festgestellten Erkrankungen waren:

1) koronare Herzkrankheit in 14 von 15 Fällen,
2) eingeschränkte linksventrikuläre Funktion mit einer Ejektionsfraktion unter 50% in 13 von 15 Fällen. Diese Patienten scheinen besonders gefährdet zu sein. Es folgte die linksventrikuläre Hypertrophie mit und ohne Herzvergrößerung ([77]; Meesmann et al. 1976, zit. nach [2]).

**Frage 16**
Was versteht man unter schnellen und langsamen Erregungsformen, und welche klinische Bedeutung fällt ihnen zu?

Durch Untersuchungsergebnisse von Antoni und Cranefield hat sich die Erkenntnis von einer schnellen („fast response") und langsamen („slow response") Erregungsform in Fachkreisen etabliert. Die sog. „slow response" ist u. a. durch ein niedriges Membranpotential und langsame Fortleitung der Erregung charakterisiert. Normalerweise findet man diese Erregungsform im Sinus- und AV-Knoten. Das übrige Erregungsleitungssystem und das Arbeitsmyokard weisen die „fast response" auf. In Tabelle 1 sind die einzelnen charakteristischen Daten für die beiden Erregungsformen aufgeführt.

**Tabelle 1.** Wesentliche Charakteristika der schnellen und der langsamen Erregungsform. (Nach Antoni 1980 [3])

|  | Schnelle Erregung | Langsame Erregung |
|---|---|---|
| Vorkommen: | Vorhofmyokard Kammermyokard (ventrikuläres Erregungsleitungssystem) | Sinusknoten AV-Knoten |
| Diastolisches Membranpotential: | hoch | niedrig |
| Aufstrich: | schnell | langsam |
| Overshoot: | groß | klein |
| Schwelle: | niedrig | hoch |
| Leitung: | schnell | langsam |
| Automatie: | $K^+$-empfindlich, durch $Ca^{++}$ gehemmt | $K^+$-empfindlich, durch $Ca^{++}$ stimuliert |
| Ionenströme: | initialer $Na^+$-Einstrom | initialer $Ca^{++}$-Einstrom |
| Blockierbar durch: | Tetrodotoxin | $Mn^{++}$ und Verapamil |
| Verstärkt durch: | - | Katecholamine |

Da das Ausmaß der myokardialen Inhomogenität in der Repolarisationsphase und die Wahrscheinlichkeit zur Induktion von kreisenden Erregungen auch von der Geschwindigkeit der Erregungsleitung abhängt, ist von Bedeutung, daß durch einen Funktionswandel die schnell leitenden Fasern ihre Eigenschaften ändern und „slow responses" erzeugen können. Die häufigsten Ursachen hierzu sind Ischämie, Hypoxie und Erhöhung der Kaliumkonzentration, die über einen teilweisen Verlust des Membranpotentials zur Inaktivierung des Natriumkanals führen.

Die Entwicklung der langsamen Erregungsformen wird durch Katecholamine begünstigt. Die klinische Bedeutung dieses Phänomens liegt zum einen darin, daß Bedingungen wie Myokardischämie mit intrazellulärem Kaliumdefizit und gesteigerter Sympathikusaktivität häufig zusammentreffen, zum anderen darin, daß eine verlangsamte Leitungsgeschwindigkeit während der Depolarisation zum Wiedereintritt der Erregung und damit zur Auslösung von Rhythmusstörungen führen kann [3].

## Frage 17
## Was ist unter der Bezeichnung „Morbus Lenègre" zu verstehen?

Bis heute hält man die koronare Herzkrankheit für die häufigste Ursache bei Störungen der Erregungsbildung und -leitung. Diese Ansicht wird jedoch durch Untersuchungsergebnisse vieler Pathologen in Frage gestellt. Ihren Untersuchungen nach soll eine selektive Degeneration der spezifischen Zellen des Reizleitungssystems die häufigste Ursache klinisch relevanter Störungen der Erregungsleitung sein. Infolge fehlender ätiologischer Zuordnung spricht man in Fachkreisen vom M. Lenègre oder bei gleichzeitigem Vorliegen einer Verkalkung der Klappenbasis von „Lev's disease".

Die Unsicherheit in der ätiologischen Zuordnung kann nach Kübler u. Senges [52] auf 3 Probleme zurückgeführt werden:

1) mangelnde Definition der als ursächlich angesehenen Störungen,
2) mangelnde Erfassung repräsentativer Kollektive mit bradykarden Rhythmus- bzw. asymptomatischen Leitungsstörungen,
3) Schwierigkeiten in der Bewertung der ätiologischen Bedeutung assoziierter Störungen.

### Frage 18
Was versteht man unter einem ektopen Fokus, und welche Gegebenheiten bilden seine Grundlage?

Es ist bekannt, daß in Myokardnarben kleine Inseln gesunder, d. h. funktionsfähiger Myokardzellen erhalten bleiben können. Die enge Nachbarschaft vitaler und narbenartig geschädigter Myokardfasern bilden die Grundlage für eine inhomogene Depolarisation und Repolarisation. Die lokale Phasenverschiebung benachbarter Potentiale ist tierexperimentell nachgewiesen [14, 93]. Diese Befunde führten zur Definition der lokalen Potentialdifferenz, die mit dem Begriff „ektoper Fokus" identisch ist. Sie fungiert einerseits als Moderator ventrikulärer Rhythmusstörungen und trägt andererseits zum Konzept der Entstehung von Arrhythmien infolge eines Mikroreentrymechanismus bei, vorausgesetzt, daß der Wiedereintritt nur beim Vorliegen eines unidirektionalen Blocks entstehen kann.

Diese experimentellen Befunde korrelieren mit den klinischen Beobachtungen, die eine Korrelation zwischen der Art und Häufigkeit von Extrasystolen und akinetischen Myokardarealen zeigen [11].

**Frage 19**
Welche Formen paroxysmaler Tachykardien können nach klinischen Gesichtspunkten unterschieden werden?

Nach klinischen Gesichtspunkten unterscheidet man 2 Typen paroxysmaler Tachykardien:

1) essentielle Form (Bouveret-Hoffmann-Typ),
2) extrasystolische Form (Gallavardin-Typ).

Die essentielle Form (Abb. 4) sieht man vorwiegend bei Herzgesunden. Die Anfälle mit einer Frequenz von 140-200/min neigen zu Rezidiven und werden vom Betroffenen oft als dramatisch geschildert. Ihr Ursprung liegt vorwiegend suprabifurkal.

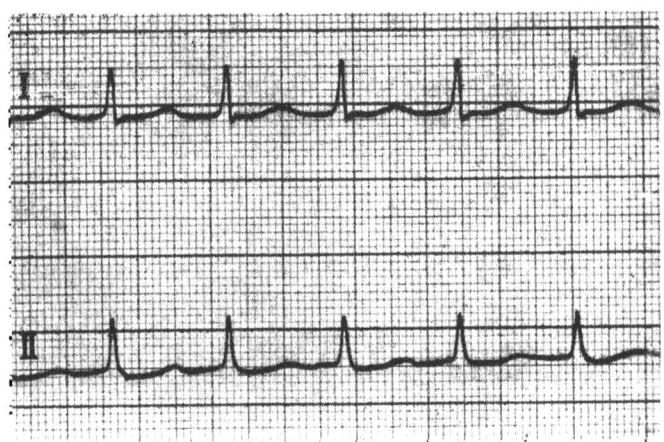

**Abb. 4.** Supraventrikuläre paroxysmale Tachykardie (Typ Bouveret-Hoffmann). Frequenz 190/min. P-Wellen sind nicht zu erkennen, möglicherweise gehen sie in den vorangehenden T-Wellen unter. Die Kammerhauptschwankungen sind unauffällig. ST-Strecken unter das Niveau der TR-Strecken gesenkt. T-Wellen in I und II positiv. (Nach Lemmerz u. Schmitt 1976 [54])

Das wichtigste Merkmal der paroxysmalen supraventrikulären Tachykardie ist, daß die Vorhöfe in einer festen zeitlichen Beziehung zu den Kammern stehen. Da die paroxysmale supraventrikuläre Tachykardie ihren Ursprung in Herzregionen hat, die neurovegetativen Einflüssen unterliegen, kann sie oft durch reflektorische Erhöhung des Parasympathikotonus unterbrochen werden, z. B. Karotissinusdruckversuch (stets im Liegen und rechts erfolgreicher als links), Valsalva-Manöver, Auslösung eines Brechreizes, Trinken von eiskaltem Wasser oder Eintauchen des Kopfes in kaltes Wasser [54].

Bei der extrasystolischen Form (Abb. 5) treten als Vorboten häufige Extrasystolen auf, die unter Frequenzanstieg über salvenartige Extrasystolen in die paroxysmale Tachykardie vom Gallavardin-Typ übergehen. Die weniger konstante Kammerfrequenz liegt in der Regel relativ niedrig (130–150/min). Der Anfall endet mit häufigen, dann seltener werdenden Extrasystolen.

Das wichtigste Merkmal der paroxysmalen ventrikulären Tachykardie im Gegensatz zur paroxysmalen supraventrikulären ist das Fehlen einer festen zeitlichen Beziehung zwischen Vorhöfen und Kammern, da meist eine retrograde Blockierung vorliegt.

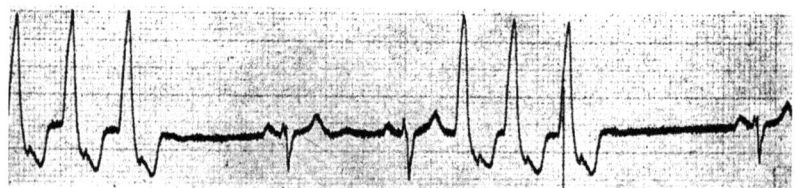

**Abb. 5.** Abklingender Anfall einer extrasystolischen paroxysmalen Tachykardie (ventrikuläre Form, Typ Gallavardin). Der Kurvenstreifen (25 mm/s) beginnt mit einer Salve von 3 hochamplitudigen stark deformierten Aktionen. Nach einem Intervall von 1,1 s folgen 2 unauffällige Sinusaktionen, daran anschließend 3 verformte QRS-Komplexe. Nach einem Intervall von 1,3 s folgt wieder eine Sinusaktion (Ableitung III). (Nach Lemmerz u. Schmitt 1976 [54])

Weniger typisch sind die grob, oft schenkelblockartig deformierten QRS-Komplexe, die bei der paroxysmalen supraventrikulären Tachykardie mit hochgradiger Leitungsverzögerung gleich aussehen können. Da die ventrikuläre paroxysmale Tachykardie prognostisch erheblich ungünstiger ist als die supraventrikuläre, ist die Erkennung der P-Wellen wegen der einzuschlagenden Therapie äußerst wichtig (vgl. Abb. 4; [54]).

**Frage 20**
Können die supraventrikulären Tachykardien nach elektrophysiologischen Gesichtspunkten klassifiziert werden?

Nach elektrophysiologischen Gesichtspunkten können supraventrikuläre Tachykardien folgendermaßen eingeteilt werden [102]:

1. AV-Knoten-Reentrytachykardien
   - a) langsam-schnelle Form,
   - b) schnell-langsame Form;

2. AV-Reentrytachykardien
   - a) orthodrome Form,
   - b) antidrome Form;

3. Sinus- und Vorhofreentrytachykardien;
4. automatische Vorhoftachykardie (siehe hierzu auch Frage 21).

**Frage 21**
Welche elektrophysiologischen Mechanismen charakterisieren die einzelnen Formen supraventrikulärer Tachykardien?

## 1. AV-Knoten-Reentrytachykardie

*1a) Langsam-schnelle Form*
Der AV-Knoten-Reentrymechanismus ist die häufigste Ursache supraventrikulärer Tachykardien [103]. Der AV-Knoten unterliegt dabei einer longitudinalen Dissoziation mit 2 unterschiedlichen funktionellen Eigenschaften. Die schnelle Bahn ($\beta$-Bahn) zeigt eine schnelle Überleitungsgeschwindigkeit mit längerer Refraktärzeit, während die langsame Bahn ($\alpha$-Bahn) eine langsamere Überleitungsgeschwindigkeit mit kürzerer Refraktärzeit aufweist.

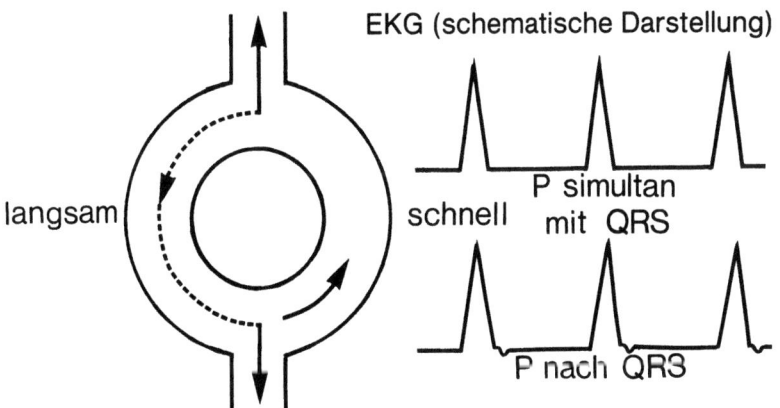

**Abb. 6a.** Langsam-schneller AV-Knoten-Reentry (→ schnell, --→ langsam). (Nach Wu 1984 [103])

Ein vorzeitiger Vorhofimpuls kann in der schnellen Bahn blockiert, über die langsame Bahn weitergeleitet werden und in retrograder Richtung wieder in die schnelle Bahn eintreten. Wenn die Verzögerung der Überleitungszeit in der langsamen Bahn ausreicht, erregt der Impuls die zuvor blockierte schnelle Bahn und löst damit einen Reentrykreis aus (Abb. 6a).

Eine Tachykardie kann jedoch auch durch eine vorzeitige Kammererregung ausgelöst werden, die dann retrograd in der langsamen Bahn blockiert, über die schnelle Bahn zu den Vorhöfen übergeleitet wird, in die langsame Bahn anterograd wiedereintritt und dadurch den Reentrykreis schließt.

Die Zykluslänge (R-R-Intervall) während der Tachykardie wird von der Überleitungszeit der kreisenden Erregung bestimmt und muß länger sein als die Refraktärzeit des Reentrykreises, sonst kann die Tachykardie nicht aufrechterhalten werden.

*1 b) Schnell-langsame Form*
In seltenen Fällen kann es zu einer Umkehr des Reentrykreises kommen, wobei die schnelle Bahn der anterograden und die langsame Bahn der retrograden Überleitung dient (Abb. 6b).

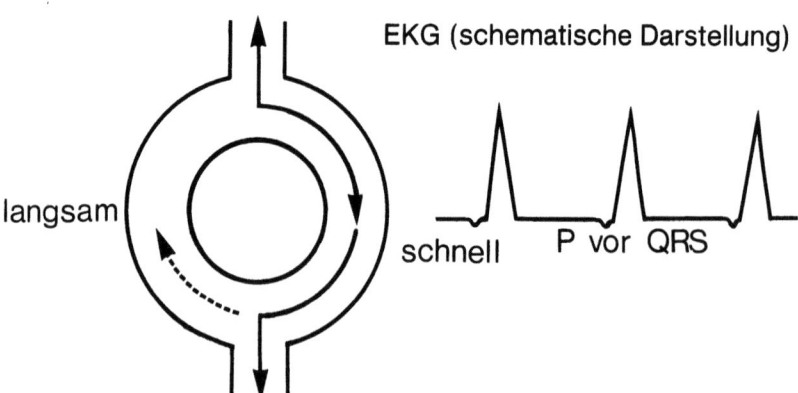

**Abb. 6b.** Schnell-langsamer AV-Knoten-Reentry (→ schnell, --→ langsam). (Nach Wu 1984 [103])

## 2. Atrioventrikuläre Reentrytachykardie bei WPW-Syndrom

*2a) Orthodrome Form*
Bei WPW-Syndrom liegt neben der AV-Bahn und dem His-Purkinje-System noch eine zusätzliche (akzessorische) Bahn vor (Kent-Bündel). Über diese Bahn werden die Impulse erheblich schneller als über die normale Bahn übergeleitet. Auf diese Weise wird ein Teil des Ventrikels vorzeitig erregt und zwar so, daß es im EKG zu einem kurzen PR-Intervall und einer $\delta$-Welle kommt. Der QRS-Komplex gibt die Fusion der aus der akzessorischen und normalen Bahn ankommenden Erregungen wieder. Trotz einer schnellen Überleitungsgeschwindigkeit ist die Refraktärzeit der akzessorischen Bahn häufig länger als in der normalen Bahn. Deshalb kann eine vorzeitige Vorhoferregung in der akzessorischen Bahn blockiert werden. Nach Erreichen des Ventrikels tritt die Erregung wieder retrograd in die akzessorische Bahn ein und löst einen Reentrykreis aus (Abb. 7a).

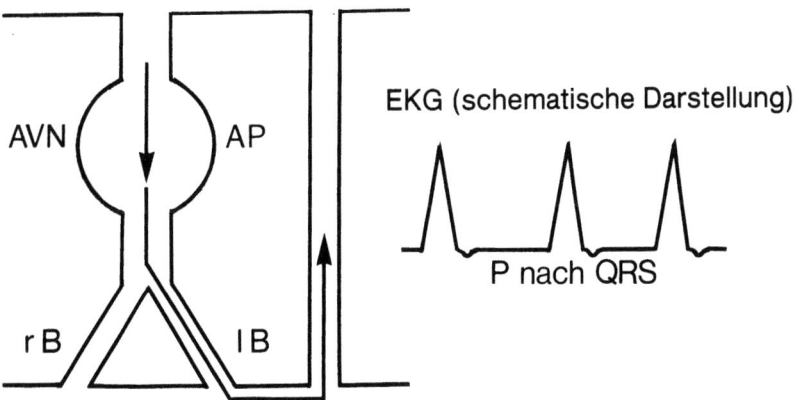

**Abb. 7a.** Orthodromer AV-Reentry. *AVN* AV-Knoten, *AP* antegrade Bahn, *rB* rechtes Bündel, *lB* linkes Bündel. (Nach Wu 1984 [103])

Dieser Reentrymechanismus kann auch durch eine vorzeitige Kammererregung induziert werden. Dabei wird die Erregung in der normalen Bahn blockiert, über die akzessorische Bahn zum Vorhof übergeleitet und tritt dann anterograd in die normale Bahn ein. Weil das AV-Überleitungssystem ein Bestandteil des Reentrykreises ist, kann es während der Tachykardie nicht zum AV-Block kommen [102].

*2b) Antidrome Form*
Auch hier handelt es sich um seltene Fälle mit einer Umkehr des Reentrykreises, wobei die Erregungsleitung in der akzessorischen Bahn anterograd und in der normalen Bahn retrograd erfolgt [28]. Dadurch werden die Ventrikel über die akzessorische Bahn aktiviert, und der QRS-Komplex erscheint breit und bizarr (Abb. 7b).

Die Diagnose einer antidromen Tachykardie kann in der Regel nur durch intrakardiale Ableitungs- und Stimulationsverfahren gesichert werden [73].

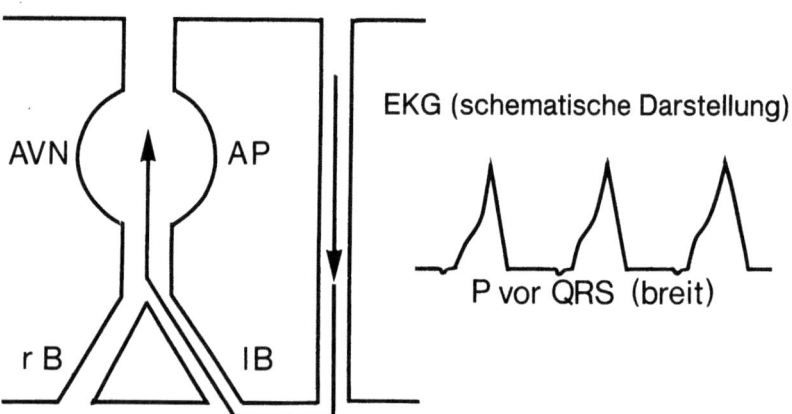

**Abb. 7b.** Antidromer AV-Reentry. *AVN* AV-Knoten, *AP* antegrade Bahn, *rB* rechtes Bündel, *lB* linkes Bündel. (Nach Wu 1984 [103])

## 3. Sinus- und Vorhofreentrytachykardien

Sinus- und Vorhofreentrytachykardien können durch supraventrikuläre Extrasystolen ausgelöst werden. Sowohl der Sinusknoten als auch der Vorhof können einem Reentrykreis dienen [102].

Beim Sinusreentry ist die Morphologie der P-Welle ähnlich der Sinus-P-Welle und unterscheidet sich von der P-Welle bei einer Vorhofreentrytachykardie.

Während der Tachykardie kann ein AV-Block auftreten. Beide Tachykardien, sowohl die Sinus- als auch Vorhofreentrytachykardie, sprechen auf Karotismassage und Valsalva-Versuch nicht an.

## 4. Automatische Vorhoftachykardie

Diese Form wird als automatische oder ektope Vorhoftachykardie bezeichnet, weil sie durch wiederholte Impulsentladungen als Folge gesteigerter Automatie entsteht. Sie wird weder durch eine atriale Extrasystole ausgelöst noch durch Karotismassage unterbrochen. Obwohl sie als paroxysmale Vorhoftachykardie bezeichnet wird, ist sie nach strengen elektrophysiologischen Gesichtspunkten nicht paroxysmal, weil man nach dem Auftreten der Tachykardie eine deutliche Phase der *Frequenzbeschleunigung* sieht, die sich über 2-4 Tage erstrecken kann. In der angelsächsischen Literatur wird sie mit Recht als fokale bzw. multifokale atriale Tachykardie bezeichnet.

Die Karotismassage kann hier zum AV-Block führen.

**Frage 22**
Welche *klinischen* Merkmale können in der Praxis zur Unterscheidung der supraventrikulären Tachykardien nach elektrophysiologischen Kriterien verwendet werden?

Die klinische Unterscheidung zwischen den verschiedenen Formen supraventrikulärer Tachykardien nach den genannten Gesichtspunkten (vgl. Frage 21), ist oft schwierig. In Tabelle 2 wird versucht, differentialdiagnostische Hinweise aufzuführen nach
- dem Verhältnis der P-Welle zum QRS-Komplex,
- der Morphologie der P-Wellen in den EKG-Ableitungen II, III, aVF,
- der Reaktion auf Karotismassage.

**Tabelle 2.** EKG-Merkmale zur Unterscheidung der verschiedenen Formen supraventrikulärer Tachykardie

| | Verhältnis der P-Welle zum QRS-Komplex | | | P-Wellen-Morphologie (II, III, aVF) | | | AV-Block während der Tachykardie | Karotismassage | |
|---|---|---|---|---|---|---|---|---|---|
| | Vorher | Gleichzeitig | Nachher | Normal | Abnormal positiv | Abnormal umgekehrt | | Unterbrechung | AV-Block |
| Langsam-schneller AVN-Reentry[a] | Nein | Ja | Ja | Nein | Nein | Ja | Selten | Ja | Nein |
| Schnell-langsamer AVN-Reentry | Ja | Nein | Nein | Nein | Nein | Ja | (Möglich) | Ja | Nein |
| Orthodromes WPW-Syndrom[b] | Nein | Nein | Ja | Nein | Nein | Ja | Nein | Ja | Nein |
| Antidromes WPW-Syndrom | Ja | Nein | Nein | Nein | Nein | Ja | Nein | Ja | Nein |
| Sinusreentry | Ja | Nein | Nein | Ja | Nein | Nein | Ja | Ja | Ja |
| Vorhofreentry | Ja | Nein | Nein | Nein | Ja | Ja | Ja | Ja | Ja |
| Automatischer Vorhof | Ja | Nein | Nein | Nein | Ja | Ja | Ja | Nein | Ja |

[a] *AVN* AV-Knoten.
[b] *WPW* Wolff-Parkinson-White.

## Frage 23
Was ist unter einer getriggerten Automatie zu verstehen?

Die getriggerte Aktivität wird derzeit als ein möglicher weiterer Mechanismus ektoper Erregungsbildung diskutiert. Man nimmt an, daß sie auf pathologischen Nachpotentialen am Ende der Repolarisation des Aktionspotentials beruht. Experimentell konnte gezeigt werden, daß bei ausreichender Amplitude diese Nachpotentiale das folgende Aktionspotential auslösen können.

Cranefield prägte für diese Art der Erregungsbildung den Begriff „triggered activity". Damit wird angenommen, daß ein Aktionspotential aufgrund eines Nachpotentials nur Folge einer vorausgegangenen Erregung sein kann und in diesem Sinne getriggert ist, d.h. bleibt eine Initialerregung aus, bleibt auch die getriggerte Aktivität aus.

Diese Art der ektopen Erregungsbildung wurde sowohl in Strukturen mit niedrigerem als auch normalem Membranruhepotential beobachtet. Über die verursachenden transmembranären Ionenströme liegen z.Z. noch keine gesicherten Befunde vor. Mit großer Wahrscheinlichkeit wird hier die Depolarisation über den langsamen Kanal von Kalziumionen getragen [79].

**Frage 24**
Welche Bedeutung hat das Mahaim-Bündel als zusätzliche Leitungsbahn bei der Entstehung einer Reentrytachykardie, und wie kann diese vom WPW-Syndrom unterschieden werden?

Nach Ward et al. [97] und Neuss et al. [74] ist das Mahaim-Bündel im Gegensatz zum Kent-Bündel kaum am Tachykardie mechanismus beteiligt. Eine sichere Differenzierung zwischen einer Präexzitation vom Mahaim-Typ und einer direkten AV-Verbindung vom Kent-Typ kann durch das Oberflächen-EKG nicht getroffen werden. Da eine geringe $\delta$-Welle bei normaler PQ-Zeit gelegentlich auch beim Vorliegen einer Kent-Bahn (WPW-Syndrom) zu beobachten ist, ist sie kein Nachweis einer Mahaim-Bahn. Eine sichere Differenzierung ist nur durch elektrophysiologische Funktionsdiagnostik möglich [74, 92].

**Frage 25**
Was versteht man unter dem LGL-Syndrom, und welche EKG-Merkmale weist es auf?

Die nach Lown et al. [61] beschriebene Präexzitationsvariante, auch Syndrom der kurzen PQ-Zeit mit normalem QRS-Komplex genannt, ist charakteristisch durch eine auf weniger als 0,12 s verkürzte PQ-Zeit bei positiven P-Wellen in Ableitung I und II, schmalen QRS-Komplexen ohne $\delta$-Welle und rezidivierenden supraventrikulären Tachykardien. Im His-Bündel-Elektrogramm findet sich eine verkürzte A-H-Zeit.

Die wesentliche diagnostische Schwierigkeit liegt in der Abgrenzung des LGL-Syndroms als Ursache der Tachykardien gegenüber anderen Reentrytachykardien.

Das Syndrom ist relativ selten und findet sich bevorzugt bei Frauen [62].

**Frage 26**
Ist beim LGL-Syndrom
auch eine akzessorische Leitungsbahn vorhanden?

Der pathophysiologische Mechanismus beim LGL-Syndrom ist bis heute noch umstritten. Von den verschiedenen Möglichkeiten werden folgende diskutiert:

1) komplette oder partielle Umgehung des AV-Knotens bzw. seiner leitungsverzögerten Anteile durch den hinteren Internodaltrakt (James-Bündel);
2) anatomisch kleiner AV-Knoten mit entsprechend verkürzter Durchlaufzeit der Erregung;
3) beschleunigte Erregungsleitung in einem funktionell dissoziierten, anatomisch normalen AV-Knoten;

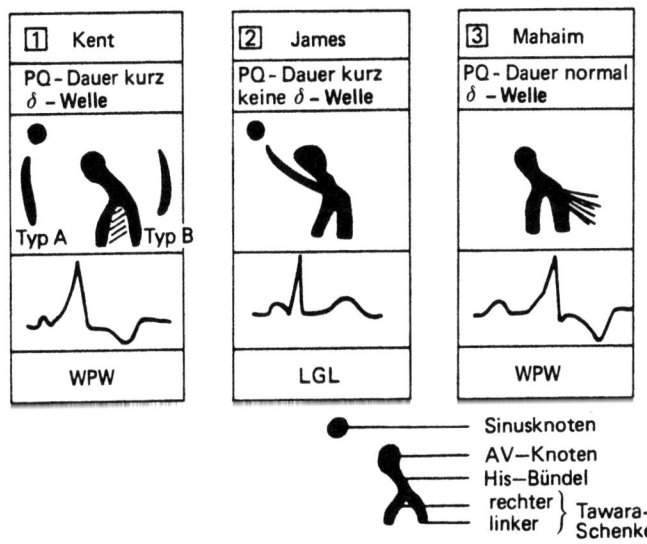

Abb. 8. Möglichkeiten der Antesystolie durch akzessorische Leitungsbahnen. (Nach Hochrein 1980 [39])

4) verzögerte Vorhoferregung („spätes" P im EKG) bei normaler Leitung über die internodalen Trakte und den AV-Knoten zum Ventrikel;

5) zusätzlich beschleunigte Erregungsleitung im His-Bündel oder in den Mahaim-Fasern.

In den letzten Jahren reduzierten sich durch die His-Bündel-Elektrographie die Mechanismen zur Entstehung eines LGL-Syndroms auf die unter 1)–3) aufgeführten Möglichkeiten [90].

Die Möglichkeiten der Antesystolie durch akzessorische Leitungsbahnen sind in Abb. 8 schematisch dargestellt [39].

**Frage 27**
Welche Faktoren begünstigen gewöhnlich die Entstehung von Arrhythmien infolge von Reentrymechanismus?

Sofern die Bedingungen für einen Wiedereintritt vorliegen, d. h. der Leitungsweg länger ist als die Erregungswelle bei unidirektionalem Block, können folgende Faktoren begünstigend wirken [2]:

1) Narben oder ektope Erregungsbildung, Verlängerung der Leitungswege als Folge einer Dilatation;
2) Hyperkalzämie, Digitalis oder Strophanthin;
3) Auslösung der Arrhythmie in der relativen Refraktärperiode;
4) Verkürzung der Refraktärzeit durch Sauerstoffmangel;
5) Verminderung der Leitungsgeschwindigkeit als Folge einer Abnahme des Membranruhepotentials bei schwer geschädigten Myokardfasern;
6) erregungshemmende Pharmaka.

**Frage 28**
Was versteht man unter dem Phänomen einer „Bigeminieregel"?

Singer (1967, zit. nach [2]) erklärt das Phänomen wie folgt:
 In den Zellen des ventrikulären Leitungssystems nimmt während der spontanen Depolarisation die Erregbarkeit ab. Spät eintreffende Erregungen können so z. T. blockiert, z. T. auch mit geringer Geschwindigkeit weitergeleitet werden, so daß ein Wiedereintritt in Form einer Extrasystole stattfinden kann. Die auf die Extrasystole folgende kompensatorische Pause bildet dann wieder ein langes Intervall, das erneut eine Bedingung für den Wiedereintritt schafft, wodurch eine anhaltende Bigeminie entstehen kann.

**Frage 29**
Was ist unter einer Störung der Erregungsleitung vom Wenckebach-Typ zu verstehen?

Die von Wenckebach beschriebene Störung der Erregungsleitung ist eine unter physiologischen und pathologischen Bedingungen häufig vorkommende Form. Meist ist sie im Bereich des AV-Knotens anzutreffen, sie kann aber auch, was weniger bekannt ist, in allen anderen zur Impulsweiterleitung fähigen Myokardfasern auftreten.

Neben dem AV-Knoten zählen hierzu die sinuatrialen Leitungsfasern und das His-Tawara-Leitungssystem, aber auch die Myokardfasern, die die Erregungen aus ektopen Erregungszentren übertragen.

So treten Wenckebach-Perioden ebenso bei sinuatrialen Blokkierungen und Erregungsleitungsstörungen im His-Purkinje-System auf wie bei Austrittsblockierungen ektoper Erregungsleitungszentren [85, 95, 101].

**Frage 30**
Was weiß man über den Entstehungsmechanismus der Wenckebach-Periodik?

Die Wenckebach-Periodik tritt dann auf, wenn die von einem Automatiezentrum des Myokards ausgehende Erregungswelle auf Leitungsgewebe trifft, das sich von der vorausgehenden Erregung noch nicht völlig erholt hat, d. h. noch nicht vollständig repolarisiert ist und sich im Stadium der relativen Refraktärperiode befindet. Dabei spielt es keine Rolle, ob die Ursache auf einem vorzeitigen Einfallen der Erregung bei normaler Refraktärzeit, wie bei den Tachykardien, oder auf einer abnormalen Verzögerung der Repolarisation beruht. In jedem Falle wird die Erregung verzögert fortgeleitet. Die darauf folgende Erregung trifft noch früher in die relative Refraktärperiode. So kommt es zu einer zunehmenden Rechtsverschiebung der Refraktärzeiten durch eine Kumulation der Erholungszustände, bis schließlich eine Erregung in die absolute Refraktärperiode des Leitungssystems fällt und dann vollständig blockiert wird. Damit ist den distal vom Block liegenden Erregungsleitungsfasern genügend Zeit zur vollständigen Erholung gegeben [101].

Zusammenfassend kann gesagt werden: Das Wenckebach-Phänomen ist Ausdruck einer partiellen Störung der Erregungsleitung, die in einer zunehmenden Verzögerung der Erregungsleitung besteht, bis schließlich eine Überleitung ausfällt. Durch die entstandene Pause kann sich die Erregungsleitung zunächst erholen, zeigt aber dann wieder die gleiche kontinuierlich zunehmende Verzögerung bis zum nächsten vollständigen Leitungsausfall. So kommt es zu einem charakteristischen Ablauf, der als Wenckebach-Periodik bezeichnet wird.

### Frage 31
### Wie wird die Wenckebach-Periodik aufrechterhalten?

Die relative Refraktärzeit einer Myokarderregung hängt von der Dauer der vorausgehenden Ruhezeit ab und verändert sich mit der Länge der Diastole [37]. So kommt es, daß die zweite Erregung einer Wenckebach-Periodik, d. h. die Erregung nach einer normal fortgeleiteten wieder auf nur partiell repolarisiertes Leitungsgewebe trifft und dadurch ein neuer Wenckebach-Zyklus in Gang gesetzt wird. Dadurch nimmt die Verzögerung der Erregungsleitung nicht etwa gleichmäßig zu, sondern wird von Erregung zu Erregung immer geringer. Am größten muß sie von der ersten zur zweiten Herzaktion sein, da die erste Erregung durch die vorhergehende Blockierung eine besonders lange Refraktärperiode hinterläßt [101].

**Frage 32**
Was sind die entscheidenden diagnostischen Kriterien für eine Leitungsstörung vom Wenckebach-Typ?

Die entscheidenden diagnostischen Kriterien der Wenckebach-Periodik lassen sich in folgenden Punkten zusammenfassen:

1) Es handelt sich um Gruppen von kurz aufeinanderfolgenden Herzaktionen, die durch Pausen getrennt werden.
2) Die Pausen sind kürzer als die Summe zweier aufeinanderfolgender Herzaktionen.

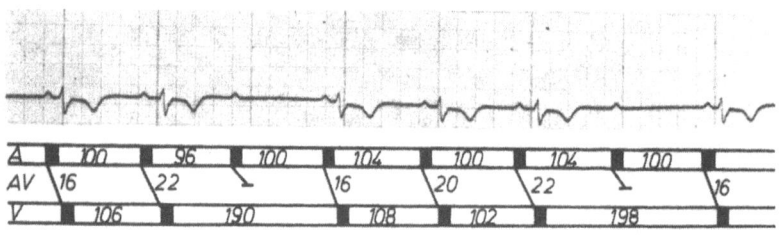

**Abb. 9.** Typischer Wenckebach-Zyklus mit einer 6:5-AV-Blockierung. Der Sinusknoten gibt regelmäßig in Sekundenabständen Impulse ab, entsprechend einer Vorhoffrequenz von 60/min, die mit zunehmender Verzögerung auf die Kammern weitergeleitet werden. Die stärkste Leitungsverzögerungszunahme findet sich mit 12/100 s zwischen der 1. und 2. Erregung. Der Zuwachs wird dann immer geringer und beträgt zwischen der 4. und 5. nur noch 2/100 s. Die Intervalle der Kammeraktionen setzen sich aus den Intervallen der Sinuserregungen plus den Differenzen der Überleitungszeiten zweier aufeinanderfolgender Erregungen zusammen. Sie zeigen daher eine progressive Verkürzung von 112/100 auf 102/100 s. Das Intervall zwischen den Aktionen vor und nach der Blockierung entspricht dem doppelten P-P-Intervall minus der Differenz der Überleitungszeiten dieser beiden Erregungen ↓ [2100 − (42-18) = 176/100 s]. *A* Vorhof, *AV* atrioventrikuläre Überleitungszeit, *V* Ventrikel. (Nach Wirtzfeld et al. 1972 [101])

3) Der erste Zyklus nach einer Pause, d. h. die zweite Aktion einer Wenckebach-Periodik, ist länger als der letzte Zyklus vor der Pause.
4) Die Überleitungszeit ist, sofern sie gemessen werden kann, vor einer Pause am längsten und nach der Pause am kürzesten.

Wie Abb. 9 entnommen werden kann, ist das Wenckebach-Phänomen außer am typischen Verhalten der Überleitungszeiten auch an der charakteristischen Anordnung der Aktionen distal des Blocks zu erkennen [101].

Einen atypischen Wenckebach-AV-Block zeigt Abb. 10.

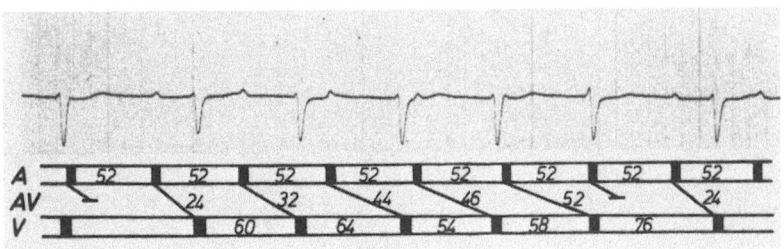

**Abb. 10.** Atypischer Wenckebach-AV-Block mit stärkster Überleitungsverzögerung der 3. Erregung der Periode und Zunahme der Verzögerung von der 4. zur 5. Erregung. Die Überleitungsdifferenzen betragen hier 0,08, 0,12 und 0,06 s. *A:* Vorhof, *AV:* atrioventrikuläre Überleitungszeit, *V:* Ventrikel. (Nach Wirtzfeld et al. 1972 [101])

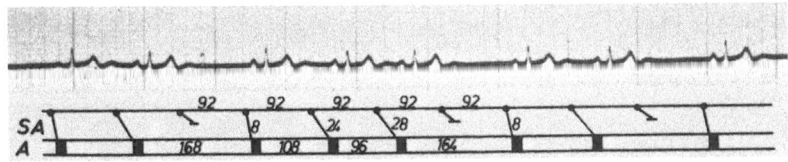

**Abb. 11.** Typischer Wenckebach-SA-Block. Wechsel zwischen 3:2- und 4:3-Blockierung. *SA* sinuatriale Überleitungszeit, *A* Vorhof. (Nach Wirtzfeld et al. 1972 [101])

Wie der Wenckebach-AV-Block häufig zu einer Zweiergruppierung der Ventrikelkomplexe führt, so weist auch der 3:2-Wenckebach-SA-Block (Abb. 11) eine Pseudobigeminie auf. Falls keine sonstigen Blockierungsgrade auftreten, ist der Wenckebach-SA-Block schwer vom Vorhofbigeminus zu unterscheiden, denn im Falle eines sinusnahen ektopen Zentrums können die P-Wellen in sämtlichen Ableitungen und auch die PQ-Zeiten denen der Sinuserregungen gleich sein. Das Vorliegen einer 3:2-Wenckebach-SA-Blockierung ist dann jedoch als wahrscheinlicher anzusehen.

**Frage 33**
Was versteht man unter einem Wenckebach-Punkt, und welche Bedeutung fällt ihm zu?

Als Wenckebach-Punkt wird das atriale Stimulationsintervall bezeichnet, bei dem ein AV-Block II. Grades proximal des His-Bündels auftritt [73].

Die Bestimmung des Wenckebach-Punktes dient zum einen zur funktionellen Analyse bzw. Diagnostik der atrioventrikulären Erregungsüberleitung, zum anderen zur Ermittlung der Wirkung von Antiarrhythmika auf die Überleitungszeit im AV-Knoten.

Besonders informativ kann die Bestimmung des Wenckebach-Punktes bei der Prüfung von Antiarrhythmika sein, die schon in therapeutischen Dosen als Ausdruck einer substanzeigenen antiarrhythmischen Wirkung zur Verlängerung der PQ-Zeit führen. Ist die Verlängerung der PQ-Zeit durch eine Substanz bis zum Erreichen des Wenckebach-Punktes prozentual bekannt, kann bei entsprechender Dosierung das Auftreten eines hochgradigen AV-Blocks vermieden werden.

**Frage 34**
Nach welchen klinischen Gesichtspunkten können Extrasystolen (ES) klassifiziert werden?

Extrasystolen werden allgemein nach folgenden Gesichtspunkten klassifiziert:

*1) Nach formalanalytischen Gesichtspunkten,* wobei enge Beziehungen zwischen dem Ursprungsort und der Form der ES zugrunde gelegt werden (Tabelle 3; [8]). Supraventrikuläre Ex-

**Tabelle 3.** Elektrokardiographische Formanalyse von ES verschiedenen Ursprungs. Die Unterteilung in junktionale und subjunktionale ES ergibt sich aus dem His-Bündel-Elektrogramm (HBE) und dem Elektroatriogramm (EAG). (Nach Beck 1983 [8])

| Ursprung | EKG |
|---|---|
| Sinus-ES | Entsprechend der Grundform |
| Vorhof-ES | Abnorme P-Zacke, Veränderung der PQ-Zeit |
| | *Junktional* |
| Koronarsinus-ES | Negative P-Wellen in II, III und aVF, PQ > 12 s (wie kaudale Vorhof-ES) |
| AV-ES | Mit vorangehender (PQ verkürzt), gleichzeitiger oder nachfolgender Vorhoferregung; EAG: retrograde Vorhoferregung |
| His-Bündel-ES | Vorhoferregung fehlt, QRS-Komplex entsprechend der Grundform, HBE mit normalem HV-Intervall |
| | *Subjunktional* |
| Kammer-ES | |
| Linksventrikulär | Rechtsschenkelblockartige Deformierung von QRS |
| Rechtsventrikulär | Linksschenkelblockartige Deformierung von QRS |
| Septumnah | Inkomplette QRS-Verspätung; HBE ohne vorangehende H-Spikes |

trasystolen zeigen in der Regel die gleiche Konfiguration wie der Normalschlag. Ventrikuläre ES sind schenkelblockartig deformiert.

2) *Nach ihrer Beziehung zum Grundrhythmus,* in interponierte ES und ES mit postextrasystolischer Pause. Die kompensatorische Pause (Intervall zwischen R vor und R nach der ES ist gleich der Summe zweier normaler R-R-Intervalle) ist ein wichtiges Merkmal ventrikulärer ES.
Die nichtkompensierte Pause (Abstand zwischen dem QRS-Komplex vor und nach der ES ist geringer als 2 Sinusperioden) kommt bei supraventrikulären ES vor, die so einfallen, daß die rückläufige Erregung den Sinusknoten erreicht, bevor dieser eine neue Erregung bilden kann. Somit wird die Erregungsbildung im Sinusknoten unterdrückt.
Bei den seltener beobachteten interponierten ES bleibt trotz der vorzeitigen Erregung der Herzrhythmus unbeeinflußt.

3) *Nach ihrer Konfiguration* (monotope oder uniforme ES, polytope oder multiforme ES).

4) *Nach der Beziehung zum vorausgehenden Normalschlag* (Bigeminus, Trigeminus, Quadrigeminus, 2:1- und 3:1-Extrasystolie).

5) *Nach der Häufigkeit* (vereinzelte ES, Salven, Ketten).

6) *Nach der Vorzeitigkeit,* d. h. nach dem Zeitpunkt des Einfallens (früh- oder späteinfallende ES, R-auf-T-Phänomen).

7) *Nach prognostischen Gesichtspunkten* bei definierter Grundkrankheit, v. a. koronarer Herzerkrankung und kongestiver Kardiomyopathie.

(Gültig sind die Klassifikationen von Lown et al. und Bethge et al.; [8, 11, 61].)

## Frage 35
Wie sind die Extrasystolen (ES) nach ihrer klinischen Bedeutung zu bewerten?

Die klinische Bewertung ergibt sich aufgrund folgender Kriterien:

1) Subjektive Beschwerden infolge eines gestörten Herzrhythmus, die als Herzstolpern oder Palpitationen empfunden werden. Die Korrelation zwischen der klinischen Symptomatik und tatsächlich vorhandenen ES ist schlecht, da die überwiegende Zahl von supra- und insbesondere ventrikulären ES vom Patienten nicht wahrgenommen werden. Umgekehrt werden vom Patienten zahlreiche subjektive Beschwerden empfunden, ohne daß im Langzeit-EKG eine Extrasystolie nachweisbar ist.
2) Extrasystolen können die Hämodynamik negativ beeinflussen, indem sie die Zahl der hämodynamisch voll wirksamen Kontraktionen reduzieren (peripheres Pulsdefizit). Neben Pulsverlangsamung, verringertem Herzzeitvolumen und verminderter Leistungsfähigkeit können bei Patienten mit Koronarsklerose auch Symptome einer koronaren Herzerkrankung oder zerebralen Mangeldurchblutung auftreten.
3) Extrasystolen können maligne Tachykardien oder Tachyarrhythmien induzieren, wenn sie in die vulnerable Phase der Kammer oder des Vorhofs einfallen. Insbesondere polymorphe ventrikuläre ES können in Verbindung mit einer Ischämie oder inhomogener Repolarisation (TU-Abnormitäten) zu ventrikulären Tachykardien, ggf. zu Kammerflattern oder -flimmern führen [8, 33].

**Frage 36**
Können Extrasystolen (ES) nach ihrer
pathologischen Wertigkeit klassifiziert werden?

Die Bewertung nach pathologischen Kriterien kann nur unter Berücksichtigung der Gesamtsituation des jeweiligen Patienten erfolgen [69]. Dies ist notwendig, da ES (sogar komplexe Formen) in hohem Prozentsatz auch bei herzgesunden Personen vorkommen, wie Langzeit-EKG-Befunde beweisen [24]. Stets muß das gesamte differentialdiagnostische Feld ausgeschöpft werden. Eine einzelne ES kann erst dann als harmlos betrachtet werden, wenn sämtliche in Frage kommenden pathologischen Ursachen ausgeschlossen sind. Hierzu zählen alle Formen entzündlicher, toxischer, degenerativer, ischämisch-hypoxischer Herzerkrankungen, ferner Herzinsuffizienz, Elektrolytverschiebungen, Streßsituationen, hormonelle Ursachen (Hyperthyreose) sowie Genußgifte (Alkohol, Drogen) und Einwirkung von Pharmaka (Digitalis) [8].

Am häufigsten werden behandlungsbedürftige ES durch koronare Herzkrankheit und dilatative Kardiomyopathie verursacht. Oft sind sie der einzige Hinweis auf das Vorliegen einer dieser Erkrankungen.

## Frage 37
Wie ist die prognostische Beurteilung von Extrasystolen (ES)?

Die prognostische Beurteilung von ES stützt sich u. a. auf folgende 3 Kriterien:

1) organische Herzerkrankung, besonders koronare Herzkrankheit und dilatative Kardiomyopathie,
2) Art und Ausmaß der myokardialen Schädigung, wie z. B. Ein-, Zwei- oder Dreigefäßerkrankung, verminderte Ventrikelfunktion, Narben, Aneurysma,
3) Quantität und Qualität der ES;
   Maßgebend ist die Klassifikation nach Lown et al. [61] bzw. ihre Modifikation durch Bethge et al. [11].

Patienten mit supra- oder ventrikulären ES ohne erkennbare Grunderkrankung haben in der Regel keine verkürzte Lebenserwartung [82]. Beim Vorliegen einer kardiovaskulären Grundkrankheit jedoch ist die Sterblichkeit von Patienten mit ventrikulären ES im Vergleich zum Kontrollkollektiv erheblich größer [20, 38, 46, 83, 87]. Bei Patienten mit koronarer Herzkrankheit (KHK) ist das Risiko, welches durch die ventrikulären ES entsteht, mit dem zeitlichen Verlauf zum Infarktgeschehen und seinen Folgen gekoppelt. Komplexe ES findet man vorwiegend bei Patienten mit ausgedehnter Infarzierung des linken Ventrikels und erheblich verringerter Ejektionsfraktion. In solchen Fällen ist nicht nur die Lebenserwartung des Patienten vermindert, sondern auch die Gefahr des plötzlichen Herztodes eindeutig erhöht [11, 69, 96].

Im Gegensatz zu ES bei Mitralklappenprolaps-Syndrom haben ES bei QT-Syndrom eine deutlich schlechtere Prognose [8].

Neuere Untersuchungen weisen darauf hin, daß neuropsychologische Faktoren beim Auslösen von ventrikulären Arrhythmien mit oder ohne organische Herzerkrankung eine wichtige Rolle spielen können. Für ihre prognostische Bedeutung liegen z. Z. keine gesicherten Untersuchungsergebnisse vor.

## Frage 38
Wie ist das diagnostische Vorgehen, um bei Patienten mit ventrikulären Extrasystolen (ES) eine organische Myokarderkrankung zu sichern, und ihr Ausmaß abzuschätzen?

An erster Stelle steht die Erstdokumentation von ES. Danach empfiehlt sich folgendes Vorgehen:

1) Ausschluß oder Nachweis einer organischen Herzerkrankung mittels nichtinvasiver Diagnostik. Entscheidende Hinweise ergeben sich aus:
   - Anamnese (stenokardische Beschwerden, Myokardinfarkt, Hypertonie, eingeschränkte Belastbarkeit),
   - klinischem Befund (Herzinsuffizienz, Vitium cordis),
   - EKG-Befund (Infarktnarbe, ST-Veränderungen in Ruhe oder unter Belastung),
   - Röntgen (Herzvergrößerung, Lungenstauung, Herzkonfiguration),
   - Echokardiogramm (Störungen der Wandbewegung, Kardiomyopathie, Mitralklappenprolapssyndrom).
   
   In Zweifelsfällen empfiehlt sich eine Ergänzung durch invasive Diagnostik (elektrophysiologische Untersuchungen, Koronarangiographie).

2) Ausschluß von Risikofaktoren, wie: Zigarettenrauchen, Hyperlipidämie, Hypercholesterinämie, Diabetes mellitus, Adipositas [8].

**Frage 39**
Nach welchen Kriterien können Risikopatienten mit potentiell lebensbedrohlichen Rhythmusstörungen identifiziert werden?

Die häufigste Ursache des akuten Herztodes sind primäre Rhythmusstörungen bei Vorliegen einer schweren Koronarsklerose mit kleinen, fokalen Myokardnekrosen, aber ohne akuten Koronarverschluß und ohne Zeichen eines akuten Myokardinfarkts. Es handelt sich dabei meistens um Kammerflimmern, seltener um eine Asystolie. Da rund zwei Drittel aller akuten kardialen Todesfälle innerhalb von 15–30 min eintreten, einer Zeitspanne, die dem Patienten nicht ausreicht, um den Arzt bzw. die Klinik zu erreichen, müssen die ärztlichen Bemühungen u. a. der Prophylaxe gewidmet sein. Dazu zählt insbesondere die Identifizierung von Risikopatienten. Besonders gefährdet scheinen zu sein:

1) Patienten mit mehrfachen Risikofaktoren, wie: Zigarettenrauchen, Hypercholesterinämie bzw. Hyperlipidämie und arterieller Hypertonie), auch wenn bisher keine klinische Manifestation der koronaren Herzkrankheit vorliegt.
2) Patienten mit klinischer Manifestation einer koronaren Herzerkrankung, insbesondere mit einer Funktionsstörung des linken Ventrikels in Form einer Akinesie, Dyskinesie und/oder Zwei- bis Dreigefäßerkrankung [51].

**Frage 40**
Welche elektrokardiographischen Kriterien sind bei Risikopatienten besonders wichtig?

Nach Kübler [51] sind folgende EKG-Kriterien für Risikopatienten von Bedeutung:

1) häufige ventrikuläre Extrasystolen (ES) ($>1$/min oder $>30$/h),
2) komplizierte ventrikuläre ES (entsprechend den Gruppen III–V nach Lown, wie z. B. polytope ventrikuläre ES, Salven von ES oder ventrikuläre Tachykardien sowie frühzeitig einfallende ventrikuläre ES),
3) Verlängerung der QT-Zeit als Zeichen der elektrischen Instabilität des Herzens,
4) ischämische ST-Streckensenkungen während und nach Belastung. Dieses Kriterium gilt insbesondere bei Patienten mit durchgemachtem Myokardinfarkt.

**Frage 41**
Welcher Unterschied besteht zwischen der Klassifikation ventrikulärer Extrasystolen (ES) von Lown und der von Bethge?

Der Unterschied beruht auf der Bedeutung des Bigeminus, der in der Klassifikation von Lown nicht gesondert berücksichtigt wird. Umfangreiche Studien neueren Datums zeigen, daß Patienten mit Bigeminussequenzen innerhalb der ersten 2 Jahre der Postinfarktperiode im Vergleich zu den Kontrollkollektiven eine schlechtere Prognose hatten.

Darüber hinaus konnte experimentell nachgewiesen werden, daß ES bei hoher Frequenz die myokardiale Flimmerschwelle bis zur Reizschwelle herabsetzen können und damit die Flimmerbereitschaft des Myokards erheblich erhöhen (vgl. Frage 12). Im Zusammenhang damit sei darauf hingewiesen, daß der Bigeminus unter den konsekutiven Ektopieformen die höchste Ektopiefrequenz aufweist. Auch aus dieser Sicht muß angenommen werden, daß Bigeminussequenzen von prognostischer Bedeutung sind und ihre Zuordnung zur separaten Klasse III b durch Bethge gerechtfertigt ist [9].

Vermutlich wurde dies bislang übersehen, weil eine nicht durch Digitalis induzierte Bigeminie relativ selten zu beobachten und ihr statistischer Nachweis somit schwierig ist.

**Frage 42**
In mehreren Publikationen wird darauf hingewiesen, daß ventrikuläre Arrhythmien bei gesunden erwachsenen Personen im Langzeit-EKG beobachtet wurden. Konnten dabei quantitative und qualitative Unterschiede gegenüber den ventrikulären Arrhythmien bei Herzpatienten festgestellt werden?

Da das Auftreten von mehr als 100 ventrikulären Extrasystolen (ES)/h bei gesunden Personen unter 50 Jahren ungewöhnlich ist, wurde von Kostis et al. [45] diese Zahl als obere Normgrenze bei gesunden erwachsenen Personen vorgeschlagen. Für gesunde Personen über 50 Jahre scheinen jedoch die z. Z. zur Verfügung stehenden Daten auf einen höheren Grenzwert hinzuweisen.

Alle komplexen Formen der ventrikulären ES, die man bei herzkranken Patienten sieht, können auch bei Gesunden im Langzeit-EKG als zufälliges Ereignis beobachtet werden, wobei das Auftreten verschiedener Formen von ES starken Schwankungen unterliegt. Etwa in der Hälfte der Fälle mit mehr als einer ventrikulären ES kamen variable Formen vor. Ventrikuläre ES mit mehr als 2 verschiedenen Konfigurationen sind jedoch nicht als normales Ereignis zu deuten. Als Paare (Couplets), Bigeminus oder mit R-auf-T-Phänomen auftretende ES wurden bei Gesunden unter 50 Jahren in weniger als 5% der Fälle gesehen, während Couplets bei über 50jährigen in 10-17% beobachtet werden konnten.

Ventrikuläre Tachykardien dagegen kamen bei gesunden Personen nur äußerst selten vor [12].

Tabelle 4 veranschaulicht den Versuch von Bjerregaard [12], eine Unterscheidung zwischen normalem und abnormalem Langzeit-EKG zu treffen.

**Tabelle 4.** Unterscheidung zwischen „normal" und „abnormal" im Dauer-EKG

| „Normal" | „Abnormal" |
|---|---|
| Minimale Herzfrequenz < 50 Schläge/min Pause > 1500 ms „post-accelleration pause" | Minimale Herzfrequenz < 40 Schläge/min Pause > 1750 ms ( > 2000 ms) Sinusasystolie AV-Block |
| Atriale ES | 20–40 Jahre: > 10 Vorhof-ES/24 h 40–60 Jahre: > 100 Vorhof-ES/24 h 60–80 Jahre: > 1000 Vorhof-ES/24 h |
| Multiforme ES | > 2 verschiedene Formen von Vorhof-ES |
| > 50 Jahre: paroxysmale atriale Tachykardie | < 50 Jahren paroxysmale Tachykardien, > 2 Episoden paroxysmale atriale Tachykardien/24 h, paroxysmale atriale Tachykardien mit > 10 Schläge/Ereignis |
| Ventrikuläre ES | < 50 Jahre: 100 ventrikuläre ES/24 h > 50 Jahre: 200 ventrikuläre ES/24 h |
| Multiforme ventrikuläre ES | > 2 unterschiedliche Formen ventrikulärer ES |
| > 50 Jahre: Einzelne Ereignisse von ventrikulären ES in Form von Couplets | < 50 Jahre: Ventrikuläre ES in Form von Couplets Ventrikuläre ES als Bigeminus R-auf-T-Phänomen bei ventrikulären ES Ventrikuläre Tachykardie |

Um zu einer rationellen Basis für die Therapie zu kommen, sollte zunächst die prognostische Signifikanz eines anormalen Befundes bei gesunden Personen festgelegt werden. Dies steht z. Z. jedoch noch aus.

**Frage 43**
Was versteht man unter Herzrasen bzw. Herzjagen?

Eine schlagartige Erhöhung der Herzfrequenz über 140/min, die einige Sekunden bis Tage anhält und einen regelmäßigen Herzrhythmus über längere Perioden zeigt, wird als Herzrasen bzw. Herzjagen bezeichnet.

*Subjektive Symptome:*
drückende, hämmernde oder flatternde Empfindungen in Herz- und Halsregion; Mattigkeit, schneller Leistungsabfall, Schwindel, Benommenheit, evtl. Bewußtlosigkeit bis hin zum Apoplex; Atemnot, Angst, gelegentlich Angina pectoris.

*Objektive Symptome:*
Blässe, kalte Akren und Schwitzen; Herztöne wahrnehmbar, manchmal von wechselnder Intensität; flacher Puls, bei Tachyarrhythmie peripheres Pulsdefizit; Blutdruckabfall, evtl. Schocksymptomatik; bei anfallartigem Herzrasen oft Harnflut mit häufigen Miktionen; später Abnahme der Urinsekretion, bei längerer Dauer Anurie; häufig Lungenstauung, evtl. Lungenödem; Halsvenenstauung, gelegentlich paradoxe Halsvenenpulsation; manchmal Leberstauung mit rechtsseitigen Oberbauchschmerzen.

*Anamnese:*
früher schon Anfälle von Herzrasen, vorangegangener Alkoholgenuß oder Aufregung, Herzschmerzen, Pulsunregelmäßigkeiten oder zu langsamer Puls, Atemnot, Fieber, evtl. Infekte in letzter Zeit; plötzlich aufgetretener atemabhängiger Thoraxschmerz evtl. mit Husten, Hämoptyse, Zittrigkeit, Verwirrtheit,

allgemeiner Schwäche; anfallartig hoher Blutdruck, Medikamente, wie z. B. Digitalis, Chinidin, Lidoflazin, Aprindin, Sympathomimetika, trizyklische Antidepressiva, Phenothiazin.

*Sofortdiagnose:*
Herz- und Lungenauskultation (rhythmische oder arrhythmische Herzaktion, wechselnde Lautstärke des 1. Herztons als Hinweis für Kammertachykardie, Herzgeräusche, feuchte Rasselgeräusche besonders rechtsbasal bei Lungenstauung), Blutdruckmessung, Beobachtung des Jugularvenenpulses (intermittierender paradoxer Venenpuls = Vorhofpfropfungswellen als Hinweis für Kammertachykardie), Vagusstimulation (Karotisdruckversuch, Valsalva-Preßversuch) zum Nachweis einer supraventrikulären Tachykardie, EKG-Schreibung (Unterscheidung zwischen Sinustachykardie, supraventrikulärer Tachykardie, Kammertachykardie, Kammerflattern, Vorhofflattern mit schneller Überleitung, Tachyarrhythmie bei Vorhofflimmern).

*Differentialdiagnose:*
meist paroxysmale supraventrikuläre Tachykardie bei jüngeren Patienten mit psychovegetativer Labilität; bei Präexzitationssyndrom (WPW oder LGL) bieten sie eine funktionelle Grundlage für Anfälle von paroxysmalen Tachykardien.

Bei organischer Herzkrankheit stellen Herzrhythmusstörungen stets ein ernstes Symptom dar (mögliche Vorstufe zum Kammerflimmern, Auftreten einer Herzinsuffizienz).

Chronische Lungenleiden, Lungenembolie, Thyreotoxikose, Phäochromozytom, akute Porphyrie sind meist Ursache einer Sinustachykardie oder Tachyarrhythmie. Behandlung der Grundleiden ist oberstes Ziel [60].

**Frage 44**
Was versteht man unter einem physiologischen Schrittmacher?

Unter einem physiologischen Schrittmacher ist die Einbeziehung des Vorhofs in die Schrittmachertherapie zur Erhaltung des physiologischen Kontraktionsablaufs von Vorhöfen und Kammern zu verstehen.

Bis vor kurzer Zeit war sie nur wenigen Spezialkliniken vorbehalten. Inzwischen setzte sich diese Stimulationsform auch in der Routineanwendung durch. Daher sollte bei jedem Patienten erwogen werden, ob ein konventioneller Kammerschrittmacher (VVI) oder ein physiologischer Schrittmacher (AAI) zu implantieren ist [86].

**Frage 45**
Wann wird die physiologische Schrittmachertherapie angewendet?

Der physiologische Schrittmacher ist indiziert, wenn bei Patienten mit implantiertem Kammerschrittmacher (VVI-Schrittmacher) weiterhin Synkopen auftreten, die bei unterschiedlichen Frequenzen zum arteriellen Druckabfall, zur Abnahme des Schlag- und Minutenvolumens bei gleichzeitigem Anstieg des rechtsatrialen und pulmonalarteriellen Drucks führen [86].

> **Frage 46**
> Welche konkreten Vorteile hat der physiologische Schrittmacher?

Er bietet folgende Vorteile:
- erhöhte Auswurfsleistung des Herzens,
- Abnahme des pulmonalarteriellen Drucks,
- geringerer myokardialer Sauerstoffverbrauch,
- Verminderung von Vorhofembolien,
- Verhinderung des Blutdruckabfalls bei erhöhter Kammerfrequenz,
- Verhinderung des Auftretens von Arrhythmien [86].

Veränderungen von Schlag- und Herzminutenvolumen bei einem Patienten mit Sinusknotensyndrom während der VVI-Stimulation und unter physiologischer Schrittmachertherapie innerhalb eines 14monatigen Beobachtungszeitraums veranschaulichen Abb. 12 und 13.

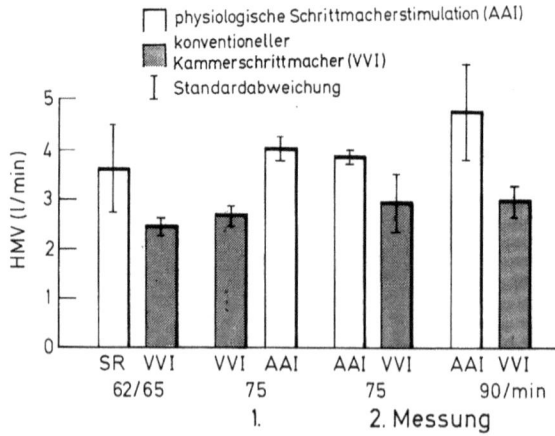

**Abb. 12.** Änderung des Herzminutenvolumens *(HMV)* bei Modus- und Frequenzänderung. (Nach Scheibelhofer et al. 1984 [86])

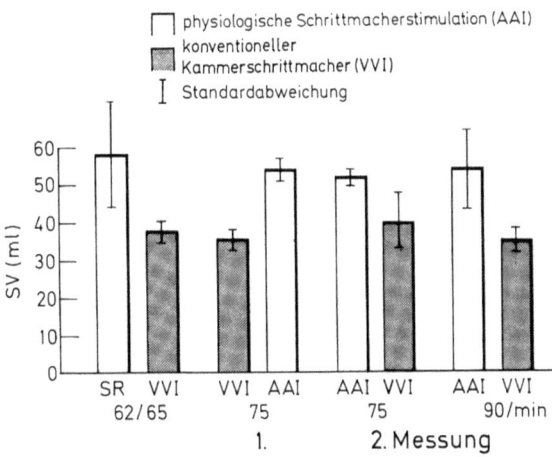

**Abb. 13.** Änderung des Schlagvolumens *(SV)* bei Modus- und Frequenzänderung. (Nach Scheibelhofer et al. 1984 [86])

Tabelle 5 zeigt das Verhalten des Aortendrucks bei verschiedenen Frequenzen während der VVI-Stimulation und unter physiologischer Schrittmachertherapie (AAI).

**Tabelle 5.** Verhalten des Aortendrucks bei Modus- und Frequenzänderung. (Nach Scheibelhofer et al. 1984 [86])

| Schrittmachertyp | - 75/min - syst./diast./Mitteldruck [mm Hg] | - 90/min - syst./diast./Mitteldruck [mm Hg] |
|---|---|---|
| AAI | 112/70/80 | 118/70/90 |
| VVI | 108/70/78 | 105/70/87 |

**Frage 47**
Ist die T-Negativierung ein zuverlässiges EKG-Merkmal für eine Digitalisintoxikation?

Aufgrund von Untersuchungen von Patienten mit Digitalisintoxikation als Folge von Suizidversuchen, bei denen die Beziehung zwischen Digitalisserumspiegel und der elektrokardiographisch erfaßbaren Digitaliswirkung bis in den hohen toxischen Bereich verfolgt wurde, konnte beobachtet werden, daß die durch Digitalis induzierten Veränderungen der T-Welle nur innerhalb des therapeutischen Dosisbereichs mit der Höhe des Digitalisspiegels korrelieren, während im toxischen Dosisbereich steigende Digitaliskonzentrationen zu keiner weiteren Zunahme der T-Negativierung führen.

Dagegen konnte gezeigt werden, daß zwischen dem Ausmaß der Verkürzung der QT-Zeit und der Höhe der Digitalisplasmakonzentration eine streng lineare Korrelation bis in den hohen klassischen Bereich vorliegt. Demnach scheint die Verkürzung der QT-Zeit ein leicht zu bestimmender und zuverlässiger Parameter zu sein, mit dem möglicherweise auch der Schweregrad der Intoxikation zu erfassen ist [47].

## Frage 48
Werden Rhythmusstörungen bei Diabetikern infolge einer Mikroangiopathie häufiger beobachtet, und welche Besonderheiten weisen sie auf?

Herzrhythmusstörungen sind bei Diabetikern besonders häufig zu beobachten. Pathogenetisch handelt es sich dabei um die Folge einer Arteriosklerose und nicht der Mikroangiopathie.

Bei juvenilem Diabetes sieht man Rhythmusstörungen selten. Mit zunehmendem Alter und Dauer eines manifesten Diabetes steigt die Häufigkeit von Rhythmusstörungen steil an, bei subklinischer Zuckerkrankheit geringer. Frauen sind in jedem Stadium der Zuckerkrankheit stärker betroffen als Männer. Nach Untersuchungen von Hoff [41] war Vorhofflimmern mit rund 30% bei subklinischem Diabetes die häufigste Rhythmusstörung. Bei manifestem Diabetes sah man in 22% der Fälle Vorhofflimmern und in 23% AV-Blockierungen III. Grades, während bei subklinischem Diabetes vorwiegend PQ-Verlängerungen und AV-Blocks II. Grades registriert werden konnten [41].

## Frage 49
Welche hämodynamischen Folgen kann eine Tachykardie auslösen?

Eine Tachykardie kann folgende hämodynamische Folgen haben:
- ungenügende Füllung des Herzens,
- verminderte Koronardurchblutung,
- gesteigerte Herzmuskelarbeit,
- erhöhter myokardialer Sauerstoffverbrauch,
- verminderte periphere Durchblutung.

Diese hämodynamischen Veränderungen können u. U. zu Herzinsuffizienz, Angina-pectoris-Symptomatik, Abnahme der Urinproduktion und letztlich auch zum Schock führen. Alle diese Folgen sind am Krankenbett diagnostizierbar und erfordern eine sofortige Behandlung, um die Kammerfrequenz zu senken oder die Arrhythmie zu beseitigen [36].

**Frage 50**
Welche hämodynamische Bedeutung
fällt der Vorhofsystole zu?

Die Vorhofsystole fördert bis zu 20% des Herzminutenvolumens. Bei absoluter Tachyarrhythmie mit Vorhofflimmern oder AV-Dissoziation nimmt das Herzminutenvolumen infolge des Ausfalls der Vorhofsystole stark ab. Ist das Minutenvolumen bei einem Patienten bereits erniedrigt, kann der Ausfall der Vorhofsystole Symptome einer lokalen Mangeldurchblutung auslösen. So ist die Verschlechterung des Befundes bei Patienten mit Mitralstenose oder atrialem Septumdefekt bei Auftreten von Vorhofflimmern mit hoher Wahrscheinlichkeit auf den Verlust der Vorhofsystole und der damit bedingten Abnahme des Minutenvolumens zurückzuführen. Auch hier ist jedoch die myokardiale Grunderkrankung bezüglich der hämodynamischen Folgen entscheidend [36].

**Frage 51**
Häufig liest und hört man, supraventrikuläre Rhythmusstörungen seien selten behandlungsbedürftig. Ist diese Ansicht auch heute noch aufrechtzuerhalten?

Wie in vielen anderen medizinischen Fachgebieten ist auch auf dem Gebiet der Rhythmologie zu beobachten, daß etablierte Ansichten durch neue Forschungsergebnisse plötzlich andere klinische und therapeutische Aspekte gewinnen können. Gerade in den letzten 12 Jahren haben supraventrikuläre Arrhythmien wieder an Interesse und Bedeutung gewonnen. Man kann sicher nicht mehr sagen, daß supraventrikuläre Rhythmusstörungen harmlos sind.

1) Supraventrikuläre Rhythmusstörungen bei WPW-Syndrom sind stets behandlungsbedürftig, insbesondere bei plötzlichem Auftreten von Vorhofflimmern, wobei eine Herzfrequenz von über 200/min erreicht werden kann und damit das Leben des Patienten unmittelbar bedroht ist. Darüber hinaus können sie zu Kammertachykardien, ggf. Kammerflattern oder -flimmern führen.

2) Bei Patienten mit mehreren akzessorischen Leitungsbahnen sind alle supraventrikulären Tachykardien behandlungsbedürftig, da die Gefahr der Degeneration zum Kammerflimmern besteht.

3) Paroxysmales Vorhofflimmern mit hoher Kammerfrequenz soll möglichst kupiert werden, insbesondere wenn eine organische Herzerkrankung vorliegt. Vorhofflattern mit schneller Überleitung ist zwingend behandlungsbedürftig.

4) Bei häufigen und/oder langanhaltenden Anfällen ist auch die paroxysmale supraventrikuläre Tachykardie behandlungsbedürftig, da sie neben hämodynamischen Störungen meist erhebliche subjektive Beschwerden mit sich bringt. Vor der Gabe eines Antiarrhythmikums ist es jedoch ratsam, den Anfall

zunächst durch physikalische Maßnahmen zu kupieren, wie z.B. durch Schlucken von eiskaltem Wasser, Eintauchen des Kopfes in kaltes Wasser, Valsalva-Manöver. Der Karotissinusdruckversuch kann nur nach Ausschluß einer Karotisstenose angewendet werden.

5) Bei chronischem Vorhofflimmern ist eine Umkehr zum Sinusrhythmus seltener erforderlich. Bei Patienten über 65 Jahre und in Fällen, wo Vorhofflimmern schon über 2 Jahre andauert, erübrigt sich eine Behandlung mit Antiarrhythmika, da die Aussicht auf erfolgreiche Konversion zum Sinusrhythmus verschwindend gering ist (K. P. Bethge 1985, Göttingen, persönliche Mitteilung).

**Frage 52**
Unter den bedrohlichen ventrikulären Tachykardien wird die Spitzenumkehrtachykardie („torsades de pointes") als eine besondere Form herausgestellt. Ist ihr elektrophysiologischer Entstehungsmechanismus bekannt?

Der Entstehungsmechanismus der Spitzenumkehrtachykardie ist noch nicht eindeutig geklärt. Die Untersuchungen von Naumann d'Alnoncourt [72] lassen vermuten, daß die Spitzenumkehrtachykardie auf einer Interferenz zweier räumlich getrennter Ektopiezentren mit unterschiedlicher Frequenz der Impulsentladungen beruht.

Liegt das eine Ektopiezentrum im linken oder rechten Ventrikel, zeigt das EKG am Ableitungsort ein Rechts- bzw. Linksschenkelblockbild. Bei gleichzeitiger Aktivität beider Ektopiezentren summieren sich die EKG-Ausschläge. Erfolgt die ektope Aktivität zuerst im linken Ventrikel, so führt eine geringe Frequenzzunahme des Ektopiezentrums im rechten Ventrikel zu einem allmählichen Übergang des Rechtsschenkelblockbildes in das Linksschenkelblockbild. Dadurch kommt es infolge der Aktivität zweier räumlich getrennter Foci mit unterschiedlicher Frequenzentladung zu einer Umkehr der im EKG sichtbaren Ausschläge (Torsaden = Schlängeln).

Krikler u. Curry [49] vermuten einen Reentrymechanismus als Ursache der Spitzenumkehrtachykardie.

**Frage 53**
**Sind die der Spitzenumkehrtachykardie zugrundeliegenden Ursachen bekannt?**

Die von einzelnen Autoren diskutierten Ursachen der Spitzenumkehrtachykardie (Abb. 14, typische Form) sind in folgender Übersicht aufgeführt (nach Krikler u. Curry [49] und Soffer et al. [94]):

1. **Bradykardie**
   a) SA-Blockierungen/Sinusbradykardie
   b) Höhergradige AV-Blockierungen
2. **Elektrolytmangel**
   a) Kalium
   b) Magnesium
   c) Kalzium
3. **Kongenitale QT-Anomalien**
   a) Jervell- und Lange-Nielsen-Syndrom
   b) Romano-Ward-Syndrom
4. **Medikamente**
   a) Antiarrhythmika
      – Klasse I a (z. B. Chinidin, Procainamid, Disopyramid)
      – z. B. Amiodaron, Sotalol (Klasse III), aber auch Aprindin (Klasse I b – Verkürzung der Refraktärzeit!)
   b) Vasodilatatoren (Lidoflazin, Prenylamin)
   c) Psychopharmaka (Antidepressiva, Phenothiazin)
5. **Koronare bzw. myokardiale Erkrankungen**
   a) Myokardinfarkt
   b) Vasospastische Angina
   c) Myokarditis
   d) Mitralsegelprolaps?
6. **Elektrophysiologische Untersuchungen**
   a) Programmierte Ventrikelstimulation
7. **ZNS-Veränderungen**
   a) Subarachnoidalblutung
   b) Intrakranielle Traumen

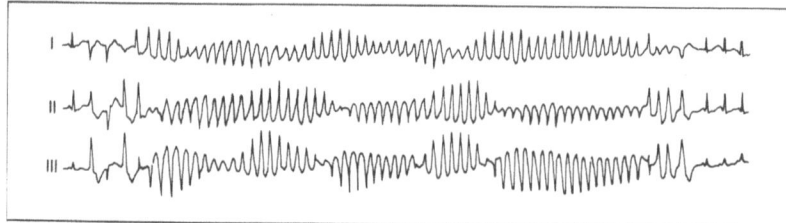

**Abb. 14.** Typische Form einer Spitzenumkehrtachykardie bei einem Patienten mit Conn-Syndrom [84]. Bei dem vorangehenden und nachfolgenden Sinusrhythmus erkennt man die QT-Verlängerung. Die ersten 4 Aktionen der Arrhythmie zeigen eine Tachykardie, gefolgt von tachykarden Salven mit weitem QRS-Komplex und undulierender Rotation (Spitzenumkehr) der QRS-Achse. (Nach Krikler u. Curry 1976 [49])

**Frage 54**
Welches sind Genese, Art, Häufigkeit und Prognose von Rhythmusstörungen bei Mitralklappenprolapssyndrom (MPS)?

Über ihre Beobachtungen bei Arrhythmien infolge eines Mitralklappensyndroms berichteten (mit unter den ersten) Nutter et al. [75] und Bluschke et al. [13]. Eine einheitliche Genese dieses Syndroms erscheint unwahrscheinlich.

Als ursächlich werden diskutiert:
- anatomischer Fehlansatz des Papillarmuskels [75],
- segmentale Störungen der linksventrikulären Kontraktion [30, 59],
- Dysfunktion der Papillarmuskeln [59],
- degenerative Veränderungen der Klappen [43].

Bluschke et al. [13] fanden bei 62 Patienten mit spätsystolischen und holosystolischen MPS in 80% der Fälle supra- und ventrikuläre Rhythmusstörungen sowie Mischformen im Langzeit-EKG und z. T. auch im Belastungs-EKG. Dabei traten polymorphe ventrikuläre Extrasystolen häufiger bei spätsystolischem MPS auf, während bei holosystolischem MPS häufiger ventrikuläre Salven registriert werden konnten.

Der Entstehungsmechanismus dieser Arrhythmien ist noch nicht geklärt. Neben einer myokardialen Störung [65, 71] wird ein zusätzlicher mechanischer Faktor als Folge des in den linken Vorhof durchschlagenden Mitralsegels diskutiert [19].

Die Prognose des MPS ist in der Regel gut [1, 5, 23]. Als häufigste Komplikationen werden Rhythmusstörungen, z. T. bedrohliche Arrhythmien aufgeführt [1, 88]. In Einzelfällen konnten extreme Bradykardien, Kammertachykardien und Kammerflimmern registriert werden [99, 100].

**Frage 55**
Was versteht man unter Pararrhythmien?

Als Pararrhythmien oder Doppelrhythmen werden besondere Funktionsverhältnisse mit 2 oder sogar mehreren selbständigen Schrittmacherzentren der Herztätigkeit bezeichnet. Pararrhythmien mit Interferenz beeinflussen sich gegenseitig, und zwar in Abhängigkeit von unterschiedlicher Frequenz, Dauer der Refraktärzeit und Leitungsgeschwindigkeit, so daß dieser Zustand als ein Wettstreit zweier oder mehrerer Automatiezentren anzusehen ist. Die bekanntesten Beispiele hierfür sind die einfache bzw. inkomplette AV-Dissoziation, die Interferenzdissoziation, die Parasystolie und der komplette AV-Block. Je höher die Frequenz, je weiter die Entfernung und je niedriger die Leitungsgeschwindigkeit zwischen den konkurrierenden Automatiezentren sind, desto leichter kommt es zum Doppelrhythmus. Heterotope, d.h. nicht vom Sinusknoten ausgehende Impulse treten dann in Erscheinung, wenn entweder die Sinusfrequenz abnimmt oder die Automatiefrequenz tiefergelegener Myokardareale ansteigt. Darüber hinaus gibt jede Störung der Erregungsleitung die Voraussetzung für das Auftreten eines sekundären oder tertiären Rhythmus, der dann als Ersatzrhythmus bezeichnet wird [40].

**Frage 56**
Kann man eine Herzrhythmusstörung überhaupt ohne EKG-Gerät diagnostizieren?

Eine exakte Diagnose von Rhythmusstörungen ist nur mit einem EKG-Gerät mit komplettem Ableitungsprogramm möglich. Zur Not kann man einige Formen von Rhythmusstörungen ohne EKG folgendermaßen diagnostizieren:
1) Pulspalpation über mindestens 30 s, besser 1 min.
2) Bei bestimmten Rhythmusstörungen kann man durch Auskultation relativ sicher die richtige Diagnose stellen, so ändert sich z. B. beim AV-Block III. Grades, bei dem eine absolute Dissoziation zwischen Vorhof- und Kammersystole vorliegt, jeweils nach 8–10 Herzaktionen die Lautstärke des 1. Herztons. Bei zeitlicher Koinzidenz von Vorhof- und Kammersystole hört man den 1. Herzton besonders stark.
Bei Bigeminus ist auskultatorisch stets der Doppelschlag zu hören, jedoch nicht peripher zu palpieren, wenn er in die frühe Diastole einfällt und dadurch als frustrane Kontraktion ohne Öffnung der Aortenklappe abläuft.
3) Durch getrenntes Tasten des Pulses an der Peripherie und Auskultation der zentralen Herzfrequenz kann die absolute Arrhythmie diagnostiziert werden. Aus der Differenz der zentralen und peripheren Frequenz ergibt sich das periphere Pulsdefizit.
Durch Gabe von Digitalis, Antiarrhythmika oder $\beta$-Rezeptorenblockern verschwindet allmählich das Pulsdefizit, indem die zentrale Frequenz abnimmt und der periphere Puls gering ansteigt [31].
*Beachte:*
Eine gut eingestellte absolute Arrhythmie infolge Vorhofflimmerns weist kein peripheres Pulsdefizit auf.

**Frage 57**
Wie groß ist die Chance,
eine Rhythmusstörung im Ruhe-EKG zu erfassen?

Die Chance, eine Rhythmusstörung im Ruhe-EKG zu erfassen, liegt unter 20%.

Das Belastungs-EKG verbessert sie auf 40–50%.

Mit dem Langzeit-EKG über 24 h und geraffter Wiedergabe können Herzrhythmusstörungen bis zu 95% erkannt werden. Eine noch genauere Diagnose erlauben die neuen Bandspeichergeräte mit EKG-Aufzeichnungen in 2 Ableitungen.

Der Entstehungsmechanismus einer Rhythmusstörung hingegen kann im Oberflächen-EKG nur in Ausnahmefällen diagnostiziert werden. Dies ist nur möglich durch Spezialuntersuchungen mit Provokation von Rhythmusstörungen durch gekoppelte Stimulation mit unterschiedlichen Frequenzen.

Diese Untersuchungen sind jedoch nur in Kliniken mit spezialisierten Abteilungen durchführbar [44].

**Frage 58**
Wie ist der Begriff des „plötzlichen Herztodes" zu definieren?

Trotz der großen Zahl von Todesfällen, die als plötzlicher Herztod („sudden cardiac death") eingeordnet werden und daher auch von enormer Bedeutung besonders für die Arrhythmieprognose sind, gibt es bislang noch keine einheitliche Definition des Begriffs plötzlicher Herztod. Der Terminus „plötzlich" wurde in den bisher durchgeführten Untersuchungen sehr unterschiedlich benutzt und reicht von instantan (sog. Sekundenherztod) über eine bzw. mehrere Stunden bis zur Zeitspanne von 24 h nach Beginn der klinischen Symptomatik.

Sowohl die Festlegung des Zeitintervalls zwischen Symptombeginn und Tod als auch die Annahme eines natürlichen Todes ist bei einem Teil der Patienten mit plötzlichem Tod problematisch, da etwa ein Drittel der Todesfälle ohne Gegenwart von Zeugen eintritt.

Dem Verfasser dieses Kompendiums erscheint daher der Vorschlag von Goldstein als sinnvoll, den plötzlichen Herztod als einen „Tod in Gegenwart von Zeugen innerhalb von 1 h nach Beginn einer akuten Symptomatik" zu definieren, da er dem Pathomechanismus des plötzlichen Herztodes am ehesten gerecht wird [44].

**Frage 59**
Wie hoch wird die Zahl der durch den „plötzlichen Herztod" Verstorbener geschätzt?

Man nimmt an, daß 15–20% aller sog. natürlichen Todesfälle als plötzlicher Herztod einzuordnen sind. In den USA wird die Zahl auf 400000, in der Bundesrepublik auf 70000 pro Jahr geschätzt.

In den letzten 20 Jahren wurde die Häufigkeit des plötzlichen Herztodes in prospektiven Studien untersucht. Die Ergebnisse, die Tabelle 8 zu entnehmen sind, zeigen erhebliche regionale Differenzen.

**Tabelle 8.** Inzidenz des plötzlichen Herztodes in verschiedenen Regionen (n/100000). (Nach Kalusche 1983 [44])

|  | ♂ | ♀ |
|---|---|---|
| Framingham | 217 | |
| Baltimore | 166 | |
| Helsinki | 159 | 21 |
| Nimwegen | 86 | 19 |
| Dublin | 51 | 12 |
| Heidelberg | 41 | 7 |
| Göteborg | 19 | 2 |

### Frage 60
Welche Rhythmusstörungen kann man konkret als Warnarrhythmien bezeichnen, und welche prognostische Bedeutung haben sie?

Nach Lown et al. [61] und Breithardt et al. [15] werden folgende Rhythmusstörungen als Warnarrhythmien und daher behandlungsbedürftig bezeichnet:

- mehr als 5 ventrikuläre Extrasystolen (ES)/min,
- polytope (multifokale) ventrikuläre ES,
- Bigeminus,
- salvenartige ventrikuläre ES (2 und mehr aufeinanderfolgende),
- ventrikuläre Tachykardie,
- früh einfallende ES (R-auf-T-Phänomen).

Obwohl die Klassifizierung den Ergebnissen tierexperimenteller Untersuchungen gerecht wird [16], werden in der Literatur Einwände dagegen erhoben: Die von verschiedenen Autoren beobachteten Arrhythmien erfüllen entweder die Kriterien der Warnarrhythmien nicht oder wurden kurz vor dem Auftreten von Kammerflimmern nicht beobachtet. Solche Beobachtungen wurden auch bezüglich des Auftretens eines R-auf-T-Phänomens kurz vor Kammerflimmern gemacht.

Demgegenüber konnten Campbell et al. [17] bei 15 Patienten zeigen, daß ca. 10 min vor dem Auftreten von Kammerflimmern sowohl die Gesamtzahl als auch die Zahl der früh einfallenden ES (R-auf-T-Phänomen) um ein Vielfaches anstiegen (Abb. 15). Neben der ventrikulären Tachykardie, die in einer überzeugenden Studie von Pratt et al. [77] als die häufigste Warnarrhythmie festgestellt wurde, scheint das Ausbleiben von anderen Warnarrhythmien keine Schlußfolgerungen bezüglich der Prognose zu erlauben.

Unabhängig von elektrokardiographischen Warnzeichen sind offenbar alle Patienten in der Frühphase des akuten Infarkts durch das Auftreten von Kammerflimmern gefährdet [63].

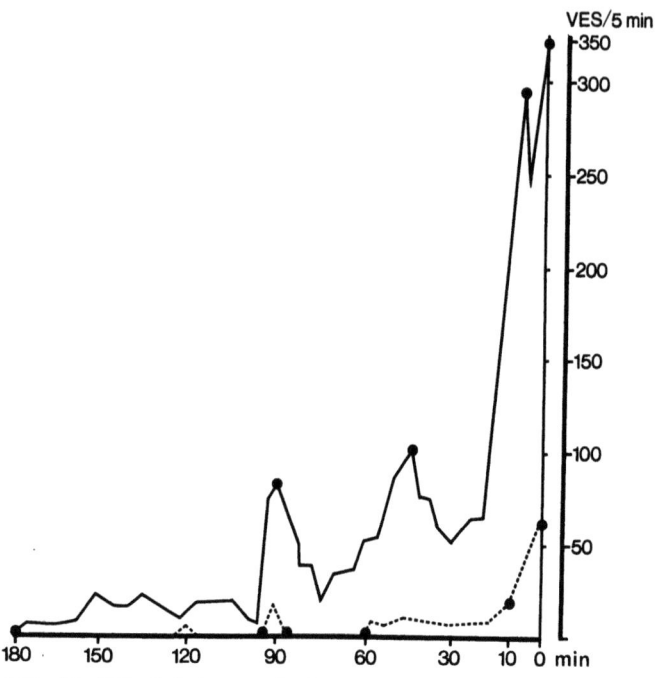

**Abb. 15.** Häufigkeit ventrikulärer Extrasystolen *(VES)* bei 15 Patienten vor Eintreten von Kammerflimmern. Angegeben sind die in 5-min-Abständen aufgezeichneten VES. In den dem Kammerflimmern vorangehenden 10 min ist eine deutliche Zunahme der ES ohne R-auf-T (●——●) als auch mit R-auf-T (●- - -●) erkennbar. (Nach Campbell et al. 1978 [17])

# Literatur

1. Allen H et al. (1974) Significance and prognosis of an isolated late systolic murmur; a 9-to 22-years follow up. Br Heart J 36: 525
2. Antoni H (1980) Zur Pathogenese von Herzrhythmusstörungen in der Intensivmedizin. Intensivmedizin [Suppl II] 14: 1-18
3. Antoni H (1980) Elektrophysiologische Aspekte beim plötzlichen Herztod. Verh Dtsch Ges Herz Kreislaufforsch 46: 16-26
4. Antoni H et al. (1979) In: Antoni H, Bender F, Gerlach E, Schlepper M (Hrsg) Neue theoretische klinische Aspekte. Schattauer, Stuttgart New York
5. Apleblatt NH et al. (1975) Ten to 40 years follow up of 69 patients with systolic click with or without apical late systolic murmur (Abstr). Am J Cardiol 35: 119
6. Baedeker W et al. (1980) Vorübergehende supernormale Erregungsleitung. Z Kardiol 69/10: 676
7. Barlow JB, Pockock WA (1975) The problem of non-ejection systolic clicks and associated mitral systolic murmurs: Amphasis on the bellowing mitral leaflet syndrome. Am Heart J 90: 636
8. Beck OA (1983) Diagnose und Therapie extrasystolischer Rhythmusstörungen. Intern Prax 23: 403-420
9. Bethge KP (1982) Langzeit-Elektrokardiographie. Springer, Berlin Heidelberg New York, S 65-66
10. Gestrichen.
11. Bethge KP et al. (1979) Koronare Herzerkrankung, Rhythmusstörungen und plötzlicher Herztod. Intern Welt 4: 107
12. Bjerregaard P (1983) Unterscheidung zwischen „normal" und „anormal" beim Dauer-EKG. In: Schlepper M, Olsson B (Hrsg) Kardiale Rhythmusstörungen. Springer, Berlin Heidelberg New York, S 3
13. Bluschke V et al. (1979) Arrhythmien beim Mitralklappenprolapssyndrom. Z Kardiol 68: 396-403
14. Boineau JP, Cox IL (1973) Slow ventricular activation in acute myocardial infarction: A surce of reentrant premature ventricular contraction. Circulation 48: 702

15. Breithardt G et al. (1977) Prognostische Bedeutung von Arrhythmien bei akutem Myokardinfarkt. Z Kardiol 66: 267
16. Bruyneel KJ, Opie LH (1973) The value of warning arrhythmias in the prediction of ventricular fibrillation within one hour of coronary occlusions. Experimental study in the baboon. Am Heart J 86: 373
17. Campbell RWF et al. (1978) Incidence, prevalence and significance of ventricular ectopic activity in acut myocardial infarction. In: Sandøe E, Julian DG, Bell JW (eds) Management of ventricular tachycardia, role of mexiletine. Excerpta Medica, Amsterdam Oxford
18. Castellanos A et al. (1972) Functional properties of the human atrioventricular and intraventricular conduction system during premature atrial stimulation. Cardiovasc Res 6: 716
19. Cobbs BW, King SB (1977) Ventricular buckling: A factor in the abnormal ventriculogramm and peculiar hemodynamics associated with mitral valve prolapse. Am Heart J 93: 741
20. Coronary Drug Project Research Group (Role of the ~) (1973) The prognostic importance of premature beats following myocardial infarction: Experience in the coronary drug project. JAMA 223: 1116
21. Davies MJ (1967) A histological study in the conduction system in complete heart block. J Pathol Bacteriol 94: 351
22. Davies MJ (1976) Pathology of chronic A-V block. Acta Cardiol [Suppl] (Brux) 21: 19
23. Davies MJ et al. (1978) The floppy mitral valve. Study of incidence, pathology and complications in surgical necropsy and forensic material. Br Heart J 40: 468
24. Dietz A, Walter J (1974) Herzrhythmusstörungen bei gesunden Personen. Med Klin 69: 1469
25. Durrer D (1968) Electrical aspects of human cardiac activity: A clinical-physiological approach to excitation and stimulation. Cardiovasc Res 2: 1
26. Engelmann TW (1894) Beobachtungen und Versuche am suspendierten Herzen. Pflugers Arch 56: 149
27. Ferrer J (1968) The sick-sinus-syndrome in atrial disease. JAMA 206: 645
28. Gallagher JJ et al. (1978) The pre-excitation syndrome. Prog Cardiovasc Dis 20: 285-327
29. Goldreyer BN, Damato AN (1971) The essential role of atrioventricular conduction delay in the initiation of paroxysmal supraventricular tachycardia. Circulation 43: 679
30. Gooch AS et al. (1972) Arrhythmias and left ventricular asynergy in the prolapsing mitral leaflet syndrome. Am J Cardiol 29: 611

31. Grohmann HW (1984) Herzrhythmusstörungen, Gefahr oder Bagatellisierung? Vortrag am Internationalen Herbstkongreß für Ganzheitmedizin, 10. September, Velden
32. Hager W, Bischoff KO (1979) Einige neuere Begriffe bei Erregungsbildungs- und -leitungsstörungen. Med Klin 74/37: 1306
33. Han H, Goel BG (1972) Electrophysiologic precursor of ventricular tachyarrhythmias. Arch Intern Med 129: 749
34. Han J et al. (1966) Fibrillation threshold of premature ventricular responses. Circ Res 18: 18
35. Hancock EM, Cohn K (1966) The syndrome associated with midsystolic click and late systolic murmur. Am J Med 41: 183
36. Heger JJ, Fisch CH (1981) Beurteilung kardialer Arrhythmien. Tempo Med Aktuel Fortbild 3: 46
37. Heinecker R (1970) EKG-Fibel. Thieme, Stuttgart, S 235-244
38. Hinkle LE et al. (1974) The prognostic significance of ventricular premature contractions in healthy people and in people with coronary heart disease. Acta Cardiol [Suppl] (Brux) 18: 5
39. Hochrein H (Hrsg) (1980) Herzrhythmusstörungen. Springer, Berlin Heidelberg New York, S 135 (Kliniktaschenbücher)
40. Hochrein H (Hrsg) (1980) Herzrhythmusstörungen. Springer, Berlin Heidelberg New York, S 83 (Kliniktaschenbücher)
41. Hoff GH (1980) Herzrhythmusstörungen bei Diabetes. Vortrag an der 86. Tagung der Dtsch Ges f Inn Med, April, Wiesbaden
42. Hoffman BF et al. (1961) Concealed conduction. Circ Res 9: 194
43. Jeresaty RM (1973) Mitral valve prolapse - click syndrome. Prog Cardiovasc Dis 15: 623
44. Kalusche D (1983) Definition, Pathomechanismen, Ätiologie des plötzlichen Herztodes. Vortrag am 47. Fortbildungsseminar in Bad Krozingen, 1. November
45. Kostis JB et al. (1979) Ambulatory electrocardiography: What is normal? Am J Cardiol 43: 420
46. Kotler MN et al. (1973) Prognostic significance of ventricular ectopic beats with respect to sudden death in the late postinfarction period. Circulation 47: 959
47. Krämer R et al. (1980) Möglichkeiten der Erkennung der Digitalis-Intoxikation anhand elektrokardiographischer Veränderungen. Med Welt 31/31/32
48. Kreisman K et al. (1971) Arrhythmia in prolaps of the mitral valve. Circulation [Suppl II] 44: 44
49. Krikler DM, Curry PVC (1976) Torsades de pointes, a atypical ventricular tachycardia. Br Heart J 38: 117-120

50. Kübler W (1979) Häufigste Todesursache: Herzrhythmusstörungen. (Berichte vom Stuttgarter Fortbildungskongreß für praktische Medizin.) Kassenarzt 19/3: 225
51. Kübler W (1979) Rhythmusstörungen bei koronarer Herzkrankheit. Monatskurse Ärztl Fortbild 29/6: 188
52. Kübler W, Senges J (1984) Chronische Erregungsbildungs- und Erregungsleitungsstörungen des Herzens: Probleme der ätiologischen Zuordnung. Z Kardiol 73: 220-223
53. Langendorf R, Pick A (1956) Concealed conduction: Further evaluation of fundamental aspect of propagation of the cardiac impulse. Circulation 13: 381
54. Lemmerz HH, Schmitt RR (1976) Auswertung und Deutung des EKG, 11. Aufl. Karger, Basel München Paris London New York Sidney, S 201-206
55. Lemmerz HH, Schmitt RR (1976) Auswertung und Deutung des EKG, 11. Aufl. Karger, Basel München Paris London New York Sidney, S 193-199
56. Lenègre J (1962) Les blocs auriculo-ventriculaires complets croniques. Etude des causes et de lesions àpropos des lesions àpropos des 37 cas. Mal Cardiovasc 3: 311
57. Lenègre J (1964) The pathology of complete atrioventricular block. Prog Cardiovasc Dis 6: 317
58. Lev M (1964) The normal anatomy of the conduction systems in man and its pathology in atrioventricular block. Ann NY Acad Sci 111: 817
59. Liedtke AJ et al. (1973) Geometry of left ventricular contraction in the systolic Click-Syndrome. Characterization of segmental myocardial abnormality. Circulation 47: 27
60. Loch FC et al. (1982) Notfall: Herzrasen. Inf Arzt 3/13
61. Lown B et al. (1969) Coronary and precoronary care. Am J Med 46: 705
62. Lüderitz B (1981) Therapie der Herzrhythmusstörungen. Springer, Berlin Heidelberg New York, S 140
63. Lüderitz B (1984) Therapie der Herzrhythmusstörungen, 2. Aufl. Springer, Berlin Heidelberg New York Tokio, S 194
64. Mandel WJ et al. (1971) Evaluation of sino-atrial node function in man by overdrive suppression. Circulation 44: 59
65. Mason JW et al. (1978) Cardiac biopsy evidence for a cardiomyopathy associated with symptomatic mitral valve prolaps. Am J Cardiol 42: 557
66. Massumi RA et al. (1972) Phenomen of supernormality in the human heart. Circulation 46: 264

67. Gestrichen.
68. Moe GK et al. (1965) Aberrant A-V impulse propagation in the dog heart. A study of functional bundle branch block. Circ Res 16: 261
69. Moss AJ (1980) Clinical significance of ventricular arrhythmias in patients with and without coronary artery disease. Prog Cardiovasc Dis 23: 33
70. Narula OS et al. (1972) Significance of the sinus node recovery time. Circulation 45: 140
71. Natarajan G et al. (1975) Myocardial metabolic study in prolapsing mitral leaflet syndrome. Circulation 52: 1105
72. Naumann d'Alnoncourt A et al. (1982) „Torsades de pointes" tachycardia: Reentry or focal activity. Br Heart J 48: 213-216
73. Neuss H, Schlepper M (1983) Antidrome Tachykardie bei WPW-Syndrom. Herz Kreislauf 15/22-23: 1
74. Neuss H et al. (1984) AV-Knotenreentry bei nodo-ventrikulärer Mahaim-Bahn (II) Mitteilung. Herz Kreislauf 4: 224-226
75. Nutter DO et al. (1975) The pathophysiology of idiopathic mitral valve prolapse. Circulation 52: 297
76. Pickock WA, Barlow JB (1970) Postexercise arrhythmias in the bellowing posterior mitral leaflet syndrome. Am Heart J 80: 740
77. Pratt CM et al. (1983) Analysis of ambulatory electrocardiograms in fifteen patients during spontaneous ventricular fibrillation with special reference to proceding arrhythmic events. J Am Coll Cardiol 2/5: 789
78. Gestrichen.
79. Puech P (1983) Elektrophysiologische Grundlagen von Herzrhythmusstörungen. Triangel 22/1: 17
80. Rakowsky H et al. (1975) Mitral valve prolaps and ventricular fibrillation. Circulation [Suppl II] 52: 93
81. Ritchie JL et al. (1976) Refractory ventricular tachycardia and fibrillation in a patient with the prolapsing mitral valve syndrome: Successfull control with overdrive pacing. Am J Cardiol 37: 314
82. Rodstein DL et al. (1971) Mortality study of the significance of extrasystoles in/and- sured population. Circulation 44: 617
83. Ruberman W et al. (1981) Ventricular premature complexes and sudden death after myocardial infarction. Circulation 64: 297
84. Salefsky M (1984) In Ihrem Arztbrief steht: „Torsades de pointes" Kammertachykardie. Was heißt das? Herz Gefäße 4: 438
85. Scharfenberg G et al. (1966) Beitrag zur Differentialdiagnose der siono-atrialen Leitungsstörung. Arch Kreislaufforsch 51: 231
86. Scheibelhofer W et al. (1984) Synkope und Kollaps bei Kammer-

schrittmachern aufgrund retrograder Leitung. Nutzen der physiologischen Stimulation. Herz Kreislauf 4: 219
87. Schulze RA et al. (1977) Sudden death in the year following myocardial infarction. Relation to ventricular premature contractions in the late hospital phase and left ventricular election fraction. Am J Med 62: 192
88. Schweizer P et al. (1977) Rhythmusstörungen beim Mitralklappen-prolaps-Syndrom. Verh Dtsch Ges Inn Med 83
89. Seipel L, Breithardt G (1978) His-Bündel-Elektrographie und intrakardiale Stimulation. Thieme, Stuttgart New York, S 18-19
90. Seipel L et al. (1975) Die atrioventrikuläre Erregungsleitung bei LGL-Syndrom. Z Kardiol 64/1: 20-27
91. Senges J et al. (1979) Circul Res 44: 864 (Zit in [3])
92. Sesto F (1984) Arrhythmie-Kompendium II (Fragen - Antworten). Springer, Berlin Heidelberg New York Tokyo, S 49, Abb 19
93. Sherlag BJ et al. (1977) Electrophysiology underlying ventricular arrhythmias due to coronary ligation. Am J Physiol 219: 1665
94. Soffer J et al. (1982) Polymorphous ventricular tachycardia associated with normal and long QT-intervals. Am J Cardiol 49: 2021-2029
95. Spang K (1957) Rhythmusstörungen des Herzens. Thieme, Stuttgart
96. Vismara LA et al. (1975) Relation of ventricular arrhythmias in the late hospital phase of acut myocardial infarction to sudden death after hospital discharge. Am J Med 59: 6
97. Ward DE et al. (1979) Ventricular pre-excitation due to nodoventricular pathway: Report of 3 patients. Eur J Cardiol 9: 111
98. Weidmann S (1961) Membrane excitation in cardiac muscle. Circulation 24: 499
99. Winkle RA et al. (1975) Arrhythmias in patients with mitral valve prolaps. Circulation 52: 73
100. Winkle RA et al. (1976) Lifethreatenirfg arrhythmias in the mitral valve prolaps syndrome. Am J Med 60: 961
101. Wirtzfeld A et al. (1972) Die Wenkebasche Erregungsleitungsstörung. Klin Wochenschr 50: 717-724
102. Wu D (1984) Supraventrikuläre Tachykardien. JAMA-D 3/3: 177-180
103. Wu D et al. (1978) Clinical electrocardiographic and electrophysiologic observations in patients with paroxismal supraventricular tachycardia. Am J Cardiol 41: 1045-1051

MIX
Papier aus verantwortungsvollen Quellen
Paper from responsible sources
FSC® C105338

If you have any concerns about our products,
you can contact us on
**ProductSafety@springernature.com**

In case Publisher is established outside the EU,
the EU authorized representative is:
**Springer Nature Customer Service Center GmbH
Europaplatz 3, 69115 Heidelberg, Germany**

Printed by Libri Plureos GmbH
in Hamburg, Germany